神ながらの古道

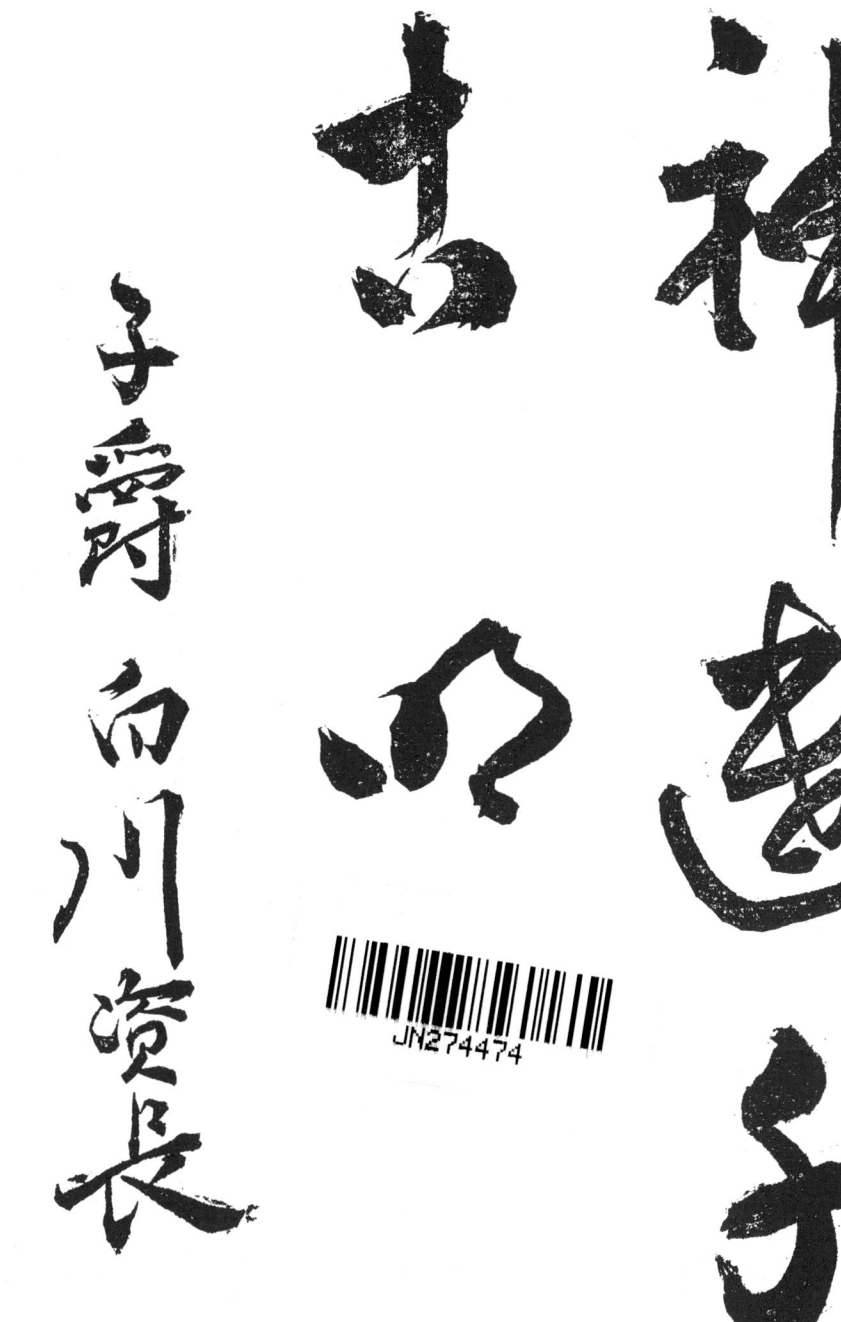

子爵 白川資長

神遺方

宇津木義郎 編

序(はしがき)

凡(おほよ)會人乃惱仁波心登身乃二阿留乎身乃惱乎廣久病登波云邊利病乎
癒須道波病乃發留源乎去留仁如久波有良受故其道波惟神乃道仁則
布事登藥乎以豆補布登二仁分留可志惟神乃道仁波惟神乃道仁心
乎清久志二仁波正志久働支三仁波正志久飲食志四仁波正志久休布
事奈利此四波奇魂荒魂幸魂和魂乃作須處仁志豆四魂陀仁整比豆其
乃程々仁動支奈婆病發母禮留病母四魂乎整布留事仁依利
豆癒志奴可志藥乃皇國風登外國風登有禮杼皇國風波惟神乃道
乃心意與利出殿志者奈利可志已微究米太留事阿利豆惟神乃道仁則
布事仁依利豆人乃心登身乃惱美乎癒須事仁驗乎得豆有禮杼藥乃事
波少陀母知留古登無氣禮婆最心安可良受思比圖々有利志乎宇津木
主波此乃道仁最勤々志支性仁豆種々仁究米悟利豆著志支驗乎毛知

禮々婆此乃尊支皇國風乎世仁用由留人乃乏志久病乃年每仁多久成
利以豆行乎憤慨美旦有利志賀別支旦丹波康賴博士乃撰米留神
遺方乎深久究米其奧義乎母悟利氣禮婆讀美難久知利難支處仁波漢
字乎傍仁書添邊旦悟利易可良志米此乎世仁行波須可久思比刷卷登
波成志奴今乃世波專外國風仁乃美心傾氣留時仁志有禮婆斯可留書
乎世仁出須波高支男必持太留宇津木主奈良殿波成志能波奴事奈利
可志阿波禮世乃人等此乃主乃志仁爾珍殿旦皇國風乃藥乃業乎母疎
仁勿爲給比曾登云布波

大正十四年五月十五日

國敎彌威　田中治吾平

序

大國主神の神系は古事記に天地初發の時。於高天原成神名。天之御中主神。次高御産巣日神次神産巣日神。此三柱神者。並獨神成坐而。隱身也。次國稚如浮脂而。久羅下那洲多陀用幣琉之時。如葦牙因萠騰之物而。成神名。宇麻志阿斯訶備比古遲神。次天之常立神。此二柱神亦獨神成坐而。隱身也云々以下略ス又速須佐之男命云々其櫛名田比賣以。久美度邇起而所生神。名謂二八島士奴美神一。婁ニ大山津見神之女名木花知流比賣一生子。云々婁ニ刺國大神之女名刺國若比賣一生子。大國主神。亦名謂ニ大穴牟遲神一。亦名謂ニ葦原色許男神一。亦名謂ニ八千矛神一。亦名謂ニ宇都志國玉神一拝有ニ五名一とありて須佐之男命より六世の孫に坐なり。又日本書紀の一書に「八島野。此神五世孫。即大國主神」又一書には「素戔嗚尊云々所生兒之六世孫。是曰ニ大巳貴命一」とあり。又御名も書紀には此五つの御名の上に。大物主神。大國玉神の二つを載せて。七つの御名としたり。斯くの如く御名の數多く有るは。其絶大なる功績を稱譽し奉りし故なるべく。就中其大物主神と申せるは。御名の中に於ても蓋し最も意義有りと云ふべし書記の一書に「少彦名命云々至ニ爾後國中所ニ未ニ成者。大已貴神獨能巡造。遂到ニ出雲國一乃興言曰云々。對曰吾欲住於ニ日本國之三諸山一故即營ニ宮彼處一使ニ就而居一。此大三輪之神也」とありて大已貴神の幸魂の分れて一柱と成坐る神の御社卽是なり。而して大和國の大三輪の神社卽是なり。而して天下を治し千萬の御功績を立て賜び後には天神の敕の隨。皇御孫命に國を讓り奉り「吾所ニ治顯露事一は皇系治し賜へ吾は退きて幽事を治む」と申し賜ひて八百丹杵築宮に常盤に鎮座せり是れ顯世幽世と二途に分

れたる時にして殊に醫藥の業に従ふ者の留意すべき事に屬せり凡そ人の病たる顯幽の二途に係り神と人と相半するものなり故を以て顯幽の理を辨へざるに於ては遂に萬病の趨因を知るべからずして此神の鎭座する大宮は實に出雲大社と奉稱す「少彥名神は古事記に大國主神坐二出雲之御大之御前一時自レ波穗乘二天之羅摩船一而。內二剝鵝皮剝一爲レ依有二歸來神一雖レ問二其名一不レ答。云々答白三此者神産巢日御祖命之御子少彥名神一。故爾白三上於神産巢日御祖命一者。答告此者實我子也。於三子之中一自二我手俣一久岐斯子也。故與二汝葦原色許男命一爲二兄弟一而作二堅其國一。故自レ爾大穴牟遲與二少彥名二柱神相並作二堅此國一。然後者。其度二干常世國一也とあり卽ち産靈神の御子に坐すませり而して「兄弟と爲りて其國作堅よ」と御祖の神の詔らせし干常世國の事畢りて歸り來坐せるを明記せるものなり尚同書天安元年八月に徹し其如何に神德の高く坐しゝかを推量り奉るべきなり更に文德實錄齋衡三年十二月の下に戊戌常陸國上言。鹿島郡大洗磯前有レ神新降。初郡民有煮二海爲一レ鹽者夜半望二海光輝屬一レ天。明日有二雨恠石一在二濱頭一。高各尺許體。於二神造一非二人間石一。鹽翁私異レ之。去後一日。亦有二廿餘小石一。在二向石在右一若レ侍坐。彩色非レ常。或形二沙門一唯無二耳目一。時神憑二人云。我是大奈母知少毘古奈命也。昔造二此國一訖。去往二東海一今爲レ濟レ民更亦來歸」と有るは二神の常世の國の事畢りて歸り來坐せるを明記せるものなり下。乙丑朔辛未。在二常陸國一。大洗磯前。酒列磯前神等。預二官社一又十月下に己卯在二常陸國一。大洗磯前。酒列磯前兩神號二藥師菩薩名神一とありて大神の現はれ坐しゝは大洗磯前とあり然るに斯くの如く兩磯前に祭りたる所以のものは此間深遠なる由來無かるべからず彼の延喜式に「常陸國鹿島郡大洗磯前藥師菩薩神社。那賀郡酒列磯前藥師菩薩神社」大名神と卽ち是れなり是れに依りて是れを觀れば醫藥の業に從事するの輩は飽迄二柱の大神の御神德を辨へ尊信すべきなり抑も醫藥の淵源たるや産靈神の奇しき御靈を以て高天原に事始め

賜ひ聽て其御子少彥名神に傳はり而して後諸神にも傳はるに至りたるが此は大巳貴少彥名の二神相議定賜ひ_しものなり_古事記に大穴牟遲神云々卽於二其石一所レ燒著而死。爾其御祖命哭患而。參二上于天一。請二神産巢日之命一時。乃遣二討貝比賣與二蛤貝比賣一令二作活一。爾討貝比賣岐佐宜焦而。蛤貝比賣持水而。塗二母乳汁一者。成二麗壯夫一而出遊行とあり以て産靈神の掌れる事極めて明かなり尚ほ同書に於は到二氣多之前一時。裾菟伏也云々大穴牟遲神敎二告其菟一令レ急二往此水門一以レ水洗二汝身一卽取二其水門之蒲黃一敷散而輾二轉其上一者汝身如二本膚一必差故爲レ如レ敎其身如レ本也とあるは卽ち治方の始めなりとす又同書に須佐之男神の山田の大蛇を殺す方に八鹽折の酒を諸種の木草の寶にて釀造れるを記し又右語拾遺に薏苡蜀椒胡桃葉と鹽とを以て蝗を拂ふ方を_に_御年神の敎へ賜ひし事を記せるは實に醫藥の初めにして後諸神に傳はりたるものなり加之書紀の一書に大巳貴命與二少彥名命一。戮レ力一心經二營天下一。復爲二顯見 蒼生及畜産一。則定二其療レ病之方一又爲二攘二鳥獸昆虫之災異一則定二其禁厭之法一是以百姓至レ今咸蒙二恩賴一と有るを以て二柱の神の定められし事は誠に瞭にして後年人世に傳はりし醫藥の方は二神よりぞ傳はり來りしものなり敢て贅言を要せざる所なりかし飜つて彼の武内宿禰は日本紀に孝元天皇の裔。彥太忍信命孫。屋主忍武雄心命の子云々景行天皇の御世に生れて其朝に仕へ更に成務。仲哀。神功。應神。仁德。の五帝に仕ふ仁德天皇七十八年唐寅に薨じ給ふ壽三百六十歳云々續日本紀天平八年の詔旨に云昔。凡べて六帝の朝を經て大臣と爲り盡レ事レ君之忠致二人臣之節一。創爲二八氏之祖一永遺二萬代之基一云々。然れば國家に功勞ありし事推して知るべく「六代に奉仕して大臣の重位に居るを以て。其身に德あること知べく云々現に宇倍神社延喜式內因幡國 高良玉垂神社同筑後 宇佐宮の黑男殿など等處々に鎭祭し奉る以て其功德民に下るや深く百千世を經て此を忘れざるなり云々とあるを以て

大臣の國家に對する功勞著しく且つ大臣の產靈神の大己貴少彥名の二柱の神の傳へられしを二神相議定し給へると同一義に醫藥の法を定められ同時に長命の結果物理を知悉し萬事に達觀せられたるは勿論醫藥の道にも亦長じられたるを以て該法をも定められたるは極めて當然の歸結ならずむばあらず

津守直は神祇字典に官幣大社住吉神社の神職の家にて天火明命より出づ神功皇后三韓に克ち田裳見宿禰に命して住吉神を祭り兼て難波津を守らしむ因て津守と稱・子孫相承け住吉神主となる明治維新後男爵を授けられたる事知るべし

之によって之を見れば津守氏と武内宿禰とは同時代の御方にて國家に功績あるのみならず醫藥の道に長せられたる事知るべし

然るに方今醫藥に從事するの士如上の事跡を知らず徒らに西洋醫學に偏し我皇朝醫學を無視せんとするは國家を思はさるも甚だしと言はず曾て我國に阿蘭陀の醫法傳來するや長崎へ蘭醫學研究の爲め參集する者枚擧に遑あらず茲に於て高名なる一英人の長大息して曰く日本國は萬の道にあかぬ事なく備はれるに醫法のみは異邦のわざを求め學ぶゝ事如何なる事にや御國には御國の古の法の無くては得あらぬ事なるにそを尋ね求めずして却つて人の國ののみを擧び居るは國の恥に非ずや將た藥類は各其國々の產物を以て病を醫すべきわざにして是は天地自然の道理ならずやと云へりと大同類聚方抄本に「人應其土地而有る稟氣之僻其土人服某土宜不可無效也」とあるに符節を合せたる至言なりと云べし又藜桂亭醫事小言に曰く「山脇家にて楚凶湯と云へるは鷗胡大黃蒲黃苦楝皮の四品也何故に蒲黃を組たるやを尋ぬるに鷗胡菜の胎毒蚘虫を下し去る事は唐人は知らざる處にて閫書に其名を出せとも其主治は記さず本邦にて此奇效を知るは蓋し大己貴命少彥名命の遺方にて有りやと思ふ處なり其蒲黃を組たる意は人間の解すべきにはあらず解すべからざるを以て眞

に古方の儘なる事を知て貴ぶ處なり後人漫に取捨すべきに非ず況や試用して其神驗諸方に勝れり實に是上世の遺方にして今に至て其賜を拜す世醫の用ゐる甘草大黃等を配用する物は全く今眼を以て製する處也とぞ東門先生物語られたりき」云々とありと云へり世の草根木皮を蔑視するの輩は一を知て二を知らざる者なり方今長足の進步を爲しつゝある所の化學の力と雖も吾人が有する有機性藥物の總てを集成作用に依りて製する事は絕對に不可能なるべし今假りに之を製造し得らるゝもとする其費用の點に於て材料を自然界に求むるの有利なるに如かざるなり況んや西洋醫學界に於ても其原料を植物界に需むるを可なりとするのみならず況や臟病の必需藥なるヂキタリス其他の藥物に於ても草本木本より得つゝある物多々あるにあらずやまして心是等は天地自然の理法なると同時に我產靈神より大巳貴神少彥名神の二神に傳へ賜へる醫藥の方なるに於てをや

我國の古醫藥法の書神遺方は最も貴重たる古典籍なるも今や世人捨てゝ顧みずの殆ど無からんとす、予はもと醫學の徒にあらず我が神學の研究に從事すること年數たり、然るに神學の研究は勢ひ古語の研究靈魂の問題に入らざれば其の蘊奧を窮め難し、茲に於て進んで其の研究に從事し此の神遺方を見るに及んで百方之れが解釋に努めたり然も其の解釋容易ならず又神明の力を借り漸く之れが解釋を遂げ得たり茲に之を剞劂に付し世に問ふに至れるなり、希くば世の君子予の苦哀を諒とされんことを。

大正十四年十二月

南　嶽　宇津木義郎記す

刻神遺方序

自支那之學漸入于化三韓服
天朝。至隨唐道通。巫醫百工之術。無不傳來矣。其文物之盛。彼美於此者固多。朝廷亦有取法也。然好奇喜新之情移動焉。遂失吾淳厚質朴之風者甚。不少。如醫方。上古 神人並起。設法備焉。水土之所宜。豈異藥之比哉。然今之爲業者甚。則至不知有之。是予居恒所慨歎也。神遺方三卷。予遠祖所撰。即吾國古方也。家傳雖舊。敢不出者。蓋恐彼異學之徒不啻不信反蔑視也。近和氣義啓得一本閱之。以與其家方合者多。舉施諸治術試驗而後深信用之。乃憂古書之蠹亡。請家本而校之。將鏤梓以公于世。大善其志。且喜家學之行焉。便相共正之。遂以授剞劂。嗚呼文運之隆盛。不唯典

刻神遺方序

禮之復興焉之及于巫醫百工之事實是
聖天子德化之餘波也臣庶其可不思哉于時
文政六年癸未春

正三位　丹波賴理撰

余家世業刀圭遠祖以來傳
本朝古方每施之諸病効驗不少往歲又得神遺方三卷閱之與余家所傳
方同者頗多因珍藏之久矣蓋神遺方實我　邦上古神聖之遺方而醫博
士丹波康賴所撰凡有志醫道者不可不讀之書也然從來祕藏其家而世
間傳之者少夫古書之亡職是之由故余嘗惜其終湮沒而有梓行于世之
志乃謁正三位丹波君〔錦小路家〕而述余意懇請其祕本〔丹家本一無今探入之卷尾文有其〕
先君某元亨二年壬戌五月再正書寫數字余藏亦無
今略不載又上卷中註二條藏本無者抄出附上卷末　兼取大同類聚方參考校訂之傍

附國字以便童蒙遂授之劑劂或謂此書方名與大同方同者居多而其所傳及藥品或異且其文體非漢非和可疑者不少恐是僞書余曰否文之非和非漢或音韻淸濁混用者上古國書大概如是大同方亦然豈特於此書疑之其方名與大同方同者多而其所傳及藥品或異者則丹家之世傳固與彼書不同已何必是彼而非此哉且夫大同方之爲書當時既流布千世人人所皆知而此書所採收者則尋常治風寒病者而世間通用之方誰執似而非者以爲帳祕乎顧撰者故意欲著其同異得以與彼書並行亦未可知也惡得強以此爲僞且是書生始論之有旨決非後人之語氣而方劑之有驗亦非庸手之所製加旃丹波氏乃撰者之後裔累世朝貴醫官而實傳之家又與余家傳古方同者多則向所謂上古神聖之遺方者必矣亦奚疑焉嗚呼此書之眞僞余言之當否善讀古書精通醫事者其能知之其能辨之。

文政五月壬午季春

和氣義啓識

神遺方序

首乃卷波武内宿禰乃定牟流乃法並爾津守直等乃家爾傳乃法乎修撰美

其次乃二卷耳波

大己貴神 少彥名神古乃二柱乃神乃造里玉布處乃藥乃方今爾諸國乃神社並國造縣主乃家耳傳來里民家爾遺里祕久世留乎聚天各乃病爾與衣驗有乃方乎撰美誌寸也

醫博士從四位上丹波宿禰康賴撰

神遺方總目錄上卷

伽液爾奈都久毛乃八………………初丁 久須俱羌乃多具比………………八丁
師之爾蒙登都久毛乃八……………同丁 須波宜乃記多具比………………七丁同
奈加波良爾都久毛乃八……………同丁 阿波宜乃記多具比………………同丁
八乃阿奈爾加與布和加知…………同丁 久須比以保乃之多具比…………九丁
八乃那嗣加太乃和伽致……………二丁 伽比以保乃之多具比……………八丁
寸依乃倭邪衣八……………………同丁 李之乃久寸太具比………………十丁
蒙屬乃和加多比……………………三丁 伊遠乃多具妣……………………同丁
和耶乃倭加蒙登比…………………同丁 於差那乃耶萬禍比………………十一丁
八乃倭佐乃伽加……………………四丁 耳母乃多久比……………………十二丁
斟豆流加多依………………………同丁 圭母乃多久比……………………同丁
阿豆伽太依…………………………五丁 耶萬飛乃奈久萬之…………………十三丁
保差耙伽太依………………………同丁 加差久佐耶萬比…………………同丁
都之流伽太依………………………同丁
以多味波世……………………………六丁
伽波紀加太……………………………同丁 ## 中卷
波伽和波世……………………………七丁
乃和字豆岐佳太依…………………同丁 伽坐耶萬比…………………初丁
八乃之奈乃毛斗……………………同丁 非波太解……………………同丁
八乃圭奈寸蒙斗……………………同丁 波奈多俚夜民…………………二丁
乃須依………………………………同丁 雄曾解耶美……………………同丁
                                 宇字加太味………………………三丁
                                 乃牟度加世耶萬比………………四丁
                                 波古伽世夜味……………………同丁
                                 非依耶世々岐……………………五丁
                                 非依邊耶萬比……………………同丁
                                 惠耶美……………………………六丁
                                 非布理耶萬比……………………同丁

阿波牟紀耶萬比……………………七丁
須波宜武紀耶萬比…………………同丁
阿依宜耶萬比………………………八丁
惠致耶萬比…………………………九丁
久曾比里耶萬比……………………十丁
多萬比里耶萬比……………………同丁
牟奈賀依師耶萬比…………………十一丁
保差區里耶萬比……………………同丁
宇都兒波里……………………………十二丁
不區里波貝耶萬比…………………同丁
波太依宇加里………………………同丁
故波理牟賈…………………………十三丁
紀波太依耶萬比……………………四丁
保蘭豆萬里耶萬比…………………同丁
良良味夜萬飛………………………十四丁
宇都那比萬比………………………十五丁
霄比奈里耶萬比……………………同丁
母能俱流比夜萬比…………………同丁
須闌耶萬比…………………………十六丁
多布俚耶民…………………………同丁
波奈智多俚夜民……………………十七丁
智波之利耶美………………………同丁
智伊婆利……………………………同丁
保度致夜美…………………………同丁

下卷

利丁 之邊伊婆耶里彌氏
同丁 加波奚耶里萬氏
同丁 禰貝婆俚耶里萬氏
二丁 由豆流美
同丁 珞婆里兔貳耶民
同丁 區曾不世耶民
三丁 惠太濤兔紀夜民
同丁 加多波兔夜耶民
同丁 布久豆兔民耶美
四丁 加師久貝耶民
同丁 伽比耶民
同丁 阿基之笕目夜美
同丁 奈無屠乃禰耶美
正丁 宇倭非耶民
六丁 屠裡兔夜民
同丁 阿之奈返耶美
七丁 於逮須夜萬比
同丁 美味乃波耶民
同丁 波奈乃萬耶民
八丁 阿多乃耶萬比
同丁 無師牛民耶比
同丁 都支遝波里耶萬比

同丁 師艮智耶萬比
九丁 通波里耶美
同丁 阿連非乃和耶
十丁 阿萬制乃俚
同丁 阿連萬度依倭卷
同丁 智阿連倭邪
十一丁 致久笑美倭羨
同丁 曾利耶萬比
十二丁 須久母婆冥耶萬比
同丁 軺寸故太依耶萬比
十三丁 加非耶萬比
同丁 加多可比耶萬比
同丁 伊蒙伽羨
十四丁 宇美豆岐
正丁 制發寸
十五丁 巴多介伽羨
同丁 加布倍貸佐
同丁 能解以毛耶美
同丁 以母寸婆味
同丁 壽民伽羨
十六丁 那萬豆波太反
同丁 始笁甫世
同丁 半波久曾
同丁 伽多爾貸佐
同丁 萬笁伽羨郁加佐
同丁 耶比邊倭卷

同丁 美太俚加羨
十六丁 保屠羨介加羨
同丁 都萬波伽譜
同丁 旨俚伽佐
同丁 阿連之伽佐
十七丁 夜萬以奴乃倭羨
同丁 苦治支
同丁 乃牢度豆萬貝世和坐

神遺方卷之上

武內宿禰乃言爾。許廼美波。阿萬乃保乃解。都智味豆阿治乎。奈伽和多爾以連都伊太須古屑乃多反邪流乎追
俀土之底。其中身經。倭邪奈須母乃乎耶滿比士以布。爲禰。之連乎萬治耶比耶牟留禰。夜都乃味致。八耶
通乃能俚乎差太兒天。古連乎久須乃理斗以布。奈連累牟自米波。故連乎萬治耶那比耶。之禁厭止。八道
致之保那俚。須自奈利。美豆保乃解乃不多通乎伽波世。保豆禰奈理
血成 肉成 筋成 骨成 臟腑成 精液成
古。美味阿奈。由尾。奈伽和多奈俚。與津衣太那里。加波奈里。久智。萬那
火氣耳嶽 指爪 臟腑成 四肢成 皮成 鼻 口 眼
保乃解波。久致與里以俚。波那與里波故比旦。奈伽和多爾保乃岐波古比旦。美豆阿治乎加母依。奈加吳耳雄左牟。
入口 入鼻 連 臟腑 吹 水味釀 吹升
宇那治與里。阿萬禰久。母斗須治耳以俚。那何和多爾加依里土度兒天。甫解乃幕世
髮 普 分肉經絡 入 身體周行 臟腑還留 魂升收
美豆波能民區比乃安治萬解奈里。久致與里奈加和太耳以利萬治依。保乃解爾伽母世天甫乃岐能慕世
水吞食 味美氣 口入 臟腑 火氣釀 吹升 肉分經
慈爾以俚。以呂味底智甫斗奈俚。保禰乎多土布。萬多。伽波牟太衣耳由久蒙乃波伊路衣奈區。
絡入 色 骨成 萬多 亦皮膚行 色
奈俚。須衣乎。多登不。皮膚養 血成 骨髓 養

保豆波。　致旨補乃寸俱利無滿記乎惠良美。　壽須兔豆保禰乃宇智耳以俚。禰萬之旨路冥貞壽禰斗奈里。奈加倭
精液　　　　　　　　　　　　　　　純粹　美　撰　　　進入　　　　　粘　　　　　　　　　　　臟
　　　　　　　　　　　　　　　　　　　　　　　　　骨中　　　　　白　　　　　　　　　　　　　腑

太爾伊利天保豆禰斗成流。
精液入

訶波波太依波壽依奈里。　之師波蒙登奈利。　倭多布久波奈伽奈里。
皮膚　末　　　　　　　　肉本　　　　　　　臟腑中

伽波爾阿奈都久毛乃八。　美民安那。　波南乃安那。　區致。　保曾禰。　圭阿奈。　久曾阿奈。　伊婆俚安奈。
皮穴　　　　　　　　　　耳穴　　　　鼻乃穴　　　　口　　　臍　　　　毛穴　　　尿穴　　　尿道穴

萬奈故。
眼

師之爾蒙登久毛乃八。　奈豆紀。　保豆禰。　須自。　保禰。　須禰。　奴加婆。　於久婆。
肉本　　　　　　　　　腦　　　　精液　　　筋　　　骨　　　髓　　　向齒　　　臨齒

奈伽波良爾都久毛乃八
腹中屬

保乃解。　智士流。　伊。　與吳之。　以伊不久。　牟良登。　久曾倭多。
火氣　　　血　　　　膽　脾　　　　胃　　　　　腎　　　　膓

不區良。　保久羅。
肺　　　　心

八乃阿爾加與布加知　波波保乃解袁伽與波世訶保里乎志流。　能牟度波美豆阿自乎以流。　以婆俚乎以太士。　久曾阿奈
竅通差別　　　　　　鼻　火氣道　香臭知　　　　　　　　　咽　水味　入　　　　　　　尿道　出　　　　　大便道

保乃故解。　介阿奈波保乃寸依乎以太之。　以婆俚安奈波保壽禰乎須倍。
臍　　　　　毛穴　火末　出　　　　　　　尿道穴　精液道

波阿壽依乎以太寸。糟粕
　八乃那訶和太乃伽致 膵臟臍差別

布區之波牟奈訶美爾非路岐阿里旦保久良乎應保比。以都々依太爾和介差俚天。以呂阿保久路久。乃牟度布
　胸上廣有心　　　　　　　　　　　　　　　　　五枝垂下　　　色青黑　吭

依爾部支。宇智爾保曾良乃禹豆安里天保乃解乎以連以太寸久久禰奈利。以呂久連奈比爾宇智禹豆保爾底。智之保
　胸內細　　　空虛火氣入出括根　　　　　　　　　　　　　　　　　　色紅內空　　血

保久良波。無禰智武差乃伽母耳阿里旦。伽多致非差吳乃娛斗俱。
　胸乳房最中　　　　　　　　　　形狐

伽蒙衣以路尕。奈伽吳乎於差牟。保乃解乃禰久智奈里。
釀色　　　　納　　　　　　　火氣根口

支母波。牟奈倭介乃美岐里安里旦。不多依爾差介和伽連旦以路加婆久侶具。加多致奈兔旦。宇智。以乎於
肝　胸脇右方在　　　　二枝　裂分　　　　　　色黃黑　　　形狀斜　內　膽覆

伊波依。伽多乃曾介爾安里。以呂阿保久。加多知保久里乃吳斗久。宇智爾支婆美以呂乃邇賀利之流乎多
膽　心外面在　　色青　　　形狀春蘭根　　　　內黃　形狀鋁　色苦內汁

保布。阿奈安里天保久良耳都布。又古萬加乃阿奈。於保久曾斗毛耳奴介豆。
肺　穴　　　　傳　　　　　　多孔通　　外面

支母波依。牟奈乃士蒙耳阿里旦。以呂阿保久。志毛波牟良士爾都比
脾　心下在　　　色細　　　下腎傳

久波依。伽多波良乃保久羅爾都太比。
畜　　心傳

以比布久波。與吳之乃旨多爾奈加爾阿里旦。加多致蒙太比乃故登久。以之路支天宇智乃昧九比乃毛能乎於
胃　　横下　中在　　狀　　　　　　色白內飲食物

差兔。伽蒙依旦。下毛久曾和太爾都多依。於牟奈波智之流奈寸。又波太爾之多里旦。美豆依波以婆里奈流。
釀化　　大腸傳　　　　　　女乳汁成　　　膀胱滴　　污濁尿成

与吴之婆良乃非太俚伽多。とじははらのひだりのかたに
以比布久乃宇依耳阿里豆。いひくのうえにありて
伽多智乃奈吴乃故斗久。かたちのなごのごとく
以路。いろ
記里乃波奈乃吴登久。きりのはなのごとく
形狀蝌斗 色 桐花

保乃解乎太久波衣。ほのとけをたくはえ
火氣蓄 胃上
以比布久乎保乃記天。いふくをほのきて
加蒙依奈須。かもいなす
醸化

無良登波。むらとば
世奈甫禰乃和支。せなふねのわき
脊骨腋右
美支利非太俚爾曾比豆。みぎりひだりにそひづ
都羅味乃吴斗久。つらみのごとく
體色

安奈阿里天。あなありて
保豆禰乎年須比阿豆牟。ほづねをねすびあつむ
糟液結集
加美波。かみは
支蒙伽波世都多布。しもかはせつつたふ
肝合連實
阿世依以路依。あせいろい
宇智爾保楚良依乎。うちにほすらいを
內糟粕小空

久曾倭太波保增乃加多与里志蒙爾和太滿俚久美豆。
以呂阿差師呂久。いろあしろく
布土里奈賀之。ふとりながし
宇智爾阿壽依乎多湎。うちにあすいをたみ

大腸臍上方屈色淺白長內糟粕滿

々依、寸依波九層安那耳都豆支通斗布。つつきとおる
便道續傳

八乃倭佐乃蒙登比。やつのわざのもとひ
禍本

阿旨解倭邪。あじとけわざ
阿之安治依和差乃布多豆波。あしやすちいわさのふたつば
耶萬比乃蒙土奈里。やまひのもとなり
蒙斗。もと
元病
耶滿比波。やまひは
阿之解乃毛能乃。あしとけのものの
宇奈治興。うなちおこ

悪氣禍 惡味禍 二物

利母屠壽治爾以多豆。
阿萬禰久美宇智爾非路支。あまねくみうちにひろし
倭差依奈之。わさいなし
又阿之解乃。またあしとけの
久智波奈爾以流母乃波。くちはなにいるものは
布久。ふく
經絡至 普徧體中行利 邪氣 口鼻入 肺

之與里蒙斗須爾都多依以太豆。
乃致奈加和太爾太里倭坐奈寸母乃。
美奈於伽世和差以不又阿志安治。みなおかせわざいうあしあじ
惱万須母。
經絡傳後臟腑至 中外皆爲犯禍云 悪味禍

袁久良比豆。おくらいつ
以比布久与里保乃支能甫之。いひふくよりほのきのふし
母屠寸治爾都太依豆。ははとすぢにつたえつ
美宇智爾非路支。
和差依奈之。
奈伎萬須母。
食上 吹 經絡傳 身體周行 禍

能乎。のを
那伽耶滿比斗伊布奈里。なかやまひといふなり
膵腑病云

和邪乃倭加致比（わざのわかちひ）別

於加世倭邪（おかせわざ）。 為犯禍 能民區比阿太里（のみくひあたり）。 飲食傷 致乃和謝依（ちのわぎえ）へ。 血禍 保豆禰乃於土侶衣（ほづねのおごろへ）。 精液衰 觸禍 不連流和邪（ふれるわざ）。 覆傷 於比阿太里（おひあたり）。 膓能乃解（もののけ）。 物怪祟 於佐（おさ）稚

於加世倭邪波（おかせわざは）。 為犯禍 奈倭邪依（なわざえ）。 非依乃解 中寒 奈都乃解 中暑 訶邪解 傷風 惠耶美（えやみ）。 疫 依智耶美（えちやみ）。 瘧 波良解（はらげ）。 痢 奴久美（ぬくみ）。 熱 波多（はた）折

解。 以母（いも）。 痘 能美區比阿多里波（のみくひあたりは）。 飲食中傷 阿之母乃多之味（あしものたしみ）。 惡物嗜 久良比阿波世（くらひあはせ）。 合食中傷 阿依流蒙乃安太里（あえるもののあたり）。 交食物中傷 阿師萬治依母乃久良比（あしまじへもののくらひ）。 毒交物食

於比阿多里波（おひあたりは）。 覆傷 阿兔布俐於比（あめふりおひ）。 雨覆 紀里解於比（きりげおひ）。 霧覆 都由解於微（つゆげおみ）。 露解 波太津解於微（はたつげおみ）。 膚氣負

智乃和謝衣波（ちのわぎえは）。 分肉血禍 母斗智乃倭邪（もとちのわざ）。 月事 差波利（さはり）。 奈賀俐智（ながりち）。 長血 之良致（しらち）。 白血 布流智保斗依（ふるちほどえ）古血塊熱

智袁斗路依波（ちをとろへは）。 精液耗 保豆禰乃反理（ほづねのへり）。 赤痢 致久曾（ちくそ）。 血痢 智波之俐（ちはしり）。 血射 智以婆里（ちいばり）。 血尿

不連倭差波（ふれわさは）。 觸中 阿兔布俐於比（あめふりおひ）。 耶以婆記壽（やいばきず）。 金瘡 久治支（くじき）。 折傷 宇智都支（うちつき）。 打傷 多伽可味解（たかかみげ）。 高津神災

母能乃解波（もののけは）。 物怪祟 萬治古俐（まじこり）。 禁厭 狐狸遇 介太蒙乃解（けだものげ）。 多伽可味解

於差那和邪波（おさなわざは）。 稚禍 保會智乃倭座（ほそちのわざ）。 於乃岐於會連耶萬比（おのきおそれやまひ）。 客竹妖紳禍比 袁屋豆美（おさつみ）。 魃病

濛屠乃和邪依八（もごりのわざえ）分肉禍

- 師之波（ししは）肉㒵
- 多太連（ただれ）爛
- 布久連（ふくれ）臌
- 美多俚寸（みだりす）癩痃
- 須治波（すちは）筋
- 奈依（なえ）痿
- 曾理（そり）反
- 宇豆岐寸（うづきす）疼
- 保禰波（ほねは）骨
- 宇豆岐（うづき）疼
- 以多味（いたみ）痛
- 多賀布（たがふ）脱臼
- 保乃解波（ほのけは）火氣
- 奴久美（ぬくみ）熱
- 非由流（ひゆる）冷
- 美豆波（みづは）水
- 牟連（むれ）腫
- 志多俚（したり）溼
- 智之保波（ちしほは）血
- 以路味（いろみ）色
- 宇味奈流（うみなる）膿
- 保豆禰波（ほづねは）精液
- 須尾連（すびれ）褌
- 袁士呂依（おごろへ）衰
- 奈豆記斗須禰波（なづきすねは）臘
- 伊多美於毛岐乎耶寸（いたみおもきをやす）痛重
- 寸依乃倭邪衣八（すえのわざえは）皮膚禍
- 伊多美（いたみ）痛
- 宇豆支（うづき）疼
- 非良々岐（ひらゝき）非痛
- 夜武連（やぶれ）破
- 由流美（ゆるみ）弛綏
- 加多萬俚（かたまり）凝結
- 加由久（かゆく）痒
- 保路寸（ほろす）疹
- 奈加乃倭邪衣八（なかのわざえは）臓腑禍

布久之波	ふくしは	肺
波奈多俚	はなたり	鼻垂
須波布岐之	すはふきし	丹家本作二波奈一 多俚波奈非流
保久良波	ほくらは	心
伊波	いは	胆
紀母波	きもは	肝
與吳之波	よごしは	脾
伊以布久波	いいふくは	胃
無良土波	むらとは	腎
久曾和多波	くそわたは	大腸
保豆伽波依	ほづかはい	熱寒交
與太利	よたり	涎 苦唾
萬奈故岐婆美	まなこきはみ	邇賀通波岐寸 迴賀通波岐寸 丹定本岐婆作レ耶
保豆岐寸	ほづきす	寒熱衙 丹家本作須波 保豆岐寸 布岐保豆岐寸
保差久利	ほさくり	眼黄
美豆之太里	みづしたり	噦吐 丹家本作二美味之以一
返度都紀	へづつき	欧吐
美豆古岐	みづこき	水泄瀉
返比里寸	へひりす	放屁
布差岐和邪依	ふさぎわざい	塞禍
保能解乎都民豆	ほのけをつみづ	火氣迫 奴久美 ぬくみ 熱氣迫 久智加波記寸 くちかはきす 口乾嗽
美豆乎都民布佐岐豆	みづをつみふさぎづ	水液塞迫 波連 はれ 腫 布久流 ふくる 脹
倭邪阿之母乃	わざあしもの	禍惡物 保乃解乎布差岐豆 ほのけをふさぎづ 火氣塞 加呉免寸流波 かごめするは 風
		奴久民又波太衣非衣奈寸 ぬくみまたはたえひえなす 熱膚冷 保乃解斗智之甫乎加呉免豆 ほのびとちしはをかごめて 火氣血屈

以多民。	痛
宇豆岐。	疼
加由賀里介阿奈乎布差岐弖。	痒毛竅塞
波太於曾解。	皮膚惡寒
奈加奴久牟。	臟腑熱
奈加波多乎加吳兒弖。	臟腑屈
波太非由流	皮膚冷

毛乃　皆外因病
美那於加世耶萬比奈里。丹家本無三義那字一

市豆紀。熟寒衝	
保佐紀伽太依	火氣先方
波奈非里	嚏
志波武支	欬
保差久里	嗽
牟奈伽衣俚	胸反
於尾豆紀。	痿
多滿比。	嘔吐
返比俚。	放屁

奈味太。	涕淚
須寸波奈。	鼻液濁粘
牟良波奈。	鼻那智。衂血
都婆記。	唾
與太利。	涎
阿波牟紀。	沫吐
奈兒波支。	滑吐
阿伽以婆利。	智波記。吐血
之良	白

都之流伽太依	唾汁方
美味太里。	耳汁
阿世。	汗
禰阿世。	盗汗
非阿世。	冷汗
禰多利以婆里。	寢垂尿
阿伽以婆利。	赤尿
智以婆俚。	血尿

味以婆利	尿
之太豆以婆里	痲病
師婆以婆俚	尿
差波里	月水
古之解。	帶下
奈賀致	長血
之良智。	白血
與由波	夜尿
宇美	膿

之留。	
多波之流。	淡汁
阿豆伽太依	熱方

免久曾。	胗
半奈久曾。	鼻坵
美味久曾。	耵
之多味曾。	舌苔
師良介味楚。	白苔
支婆俚味曾。	黃苔
久侶美增。	黑苔
之良解豆岐	白氣色

紀解都岐。	黃色
俱呂解豆岐。	黑色
波太以呂古。	皮膚甲錯
波太能阿伽。	膚坵
伽差禰。	疥
久曾阿豆禰。	尿熱
智俱曾。	赤荊
洙阿波古紀。	洙下利

奈女俚故支。（白痢）　惠古紀。（冷利）　美豆故支。（水利）

登豆流加多依（閉方）

免之比。（盲）　宇波萬介。（雲翳）　布止里麻奈古。（太眼）　宇波比。（外障）　奈加比。（内障）　宇良比。（裏障）　須布免。（雀眼）　波奈比世。（塞鼻）　能牟度（咽喉）

比解。（痺）　乃無度須婆利。（咽窄）　奈加寸婆里。（腹中窄）　阿支世。（清盲）　美味之比。（聾）　久曽登治。（大便閉）　以婆里斗萬俚。（小便閉）　加波介耶（消渇）

美。　輿度美。（淀）　保豆加波支。（精液渇）

伽良美加多依（獨身方）

師多故治介。（瘖瘂）　之太都支。（舌不正）　故度豪利。（吃）　差加泥。（齞）　故之治萬里。（腰縮）　阿之須久里。（脚强直）　阿師奈衣。（蹇）　壽治萬俚（筋急）

須禰寸美。（脛老）

伽波紀加多依（乾燥方）

之多加波紀。（舌乾燥）　能牟度加波支。（咽渇）　波太加波紀。（膚燥）　牛南加波記。（鼻乾）　波奈須世俚。（鼻塞）　加美解可禮。（髪枯）

以多味加太依（痛方）

萬奈古。（眼）　萬奈布多。（瞼）　牛奈。（鼻）　久智。（口）　久智非流。（唇）　奴可波。（齒）　於久婆。（牙）　之太。（舌）　能牟度以多味。（咽痛）　加宇倍宇智。（頭痛）　比太（額）

比宇智。痛 都良。頰 加保久差。顏瘡 宇奈治。頸 久尾。頸 阿岐。肩 加太豆岐。肩癖 多太牟岐以多味。腕痛 多奈吳古路。掌 比治多。手臂

那寸返伊太美三字。丹本無末痛 古之以多味。腰痛 都萬久差。爪瘡 以坐良依。臀 都萬牛良兔。胯股 蒙毛。股 非坐布之以多美。膝節痛 古牟良伽衣里。節 倭支都支智波連毛乃。脇衝乳腫 無禰以多味。胸痛 世奈豆紀。脊衝

波良加差。腹瘡 波良安支。 阿奈宇良加衣里。轉 阿奈比良安支。 非寸波里。腫 世奈豆岐。 加宇倍宇豆波連。頭空腫 波良乃宇岐。腹浮腫 與通依多宇太波連。四肢浮腫

返殖故伽佐。男螯瘡 志俚都美。尻追 阿奈不久里。 波奈不久里。鼻衂 萬奈布智不久里。眼瞼 波連宇豆岐佳太依。腫疼方

乃里和多良依。法則

須依爾登豆流母乃波。發散緩 牟壽武母殖波。結 非良支豆智良之。散 蒙流留母乃波。漏 止治豆止度兔。止 以豆流母乃波出

不施支豆止度迷。塞 布久留流豪乃波。耶武流留波。都兔兔阿通賣。約 波解之岐毛乃波。劇急 介之天奈保久之。直 壽美耶伽爾由流兔。緩 愈流支蒙能

波。須民耶伽奈良世。速行 伽呂記母殖波。輕 智良之。散 阿差支毛乃波。淺 於比多衣寸。追紹

奈伽爾阿都萬流母乃波。能暮世安久倍之。久太之豆伽衣寸。加攸萬流蒙能波。於之非良岐。加多支母能波。久太紀旦耶武止度米
朧胯樂揚發開通凝下度凝破
加多牟。差伽乃暮流母乃波。多太與以多滿流波。於之雄岐。多介久波解之支波。安左支母
固逆上防溢漂溜推逐猛劇浅
流。伊泥宇加布波。布世支之豆無。於之非良岐。久太紀旦耶武里
出浴防鎭推逐猛劇破
乃波。解之。伽侶支蒙乃波。夜波良加須。
消和輕漂
美耶加爾兌久良世。阿都萬連留母西波。智良之。多介紀波。雄以久太寸。
速行乗防輕剽散猛逐降
和之俚止支母乃波。伽路支蒙乃波。波解志記母乃波。由流賣。由流萬連流母乃波。
逆上降防消緩緩碎寸
蒙土爾伽豆兌流母乃波。於志貞久太之。耶武留母乃波、都豆賣豆斗度兌。伽多支母乃波、區太岐貞耶武里
分肉沈發散循行屈開行約止塊閉破
岐。差伽兑蒙流母西波。能保世豆兑久良世。伽呉末連流蒙乃波、非羅岐耶良世。以豆流蒙乃波。屠地底布世
逆上推發散開行開閉防
乃波。布西支奈満世。伽路支蒙乃波。耶武留母乃波、都豆賣豆斗度兌。伽多支母乃波、區太岐貞耶武里
消和輕降約止塊閉破寸
美耶加爾兌久良世。阿都萬連留母西波。智良之。多介紀波。雄以久太寸。
速行乗防輕剽散猛逐降
波伽良波世
量合
能暮勢流波。伽保解乃毛能。久太寸波。耳賀里阿治乃母乃。加長久阿武良阿留母乃。志波半由久於母支母西
發散香氣下苦味辛脂有苦味鹹重
止豆波志武里阿治母乃。非良區波伽保解里阿留毛乃。耳賀俚阿治乃加路支毛乃。加良
閉溢味開辛氣有香有苦味輕辛良
能暮勢流波。伽保解乃毛能。久太寸波。耳賀里阿治乃母乃。加長久阿武良阿留母乃。志波半由久於母支母西
發散香氣下苦味辛脂有苦味鹹重
久阿武良介乃蒙乃。久駄俱波。加良岐毛乃。布世俱波。阿萬岐母乃。須加寸波。伽呂久阿治奈支毛乃。師
宵碎辛味防味甘空輕無味沈

牟流波（たるなみ）。於母久阿地奈支母乃（おもくあぢなきもの）。重無味
宇流乎寸波（うるをすは）。潤
阿萬久宇留保母乃（あまくうるほもの）。甘潤
由留兎流波（ゆるゆるは）。綏
安萬久加路幾毛乃（あまくかろきもの）。甘輕
耳賀記母乃（にがきもの）。苦
加良支毛能（からきもの）。辛
牟寸武波（むすぶは）。結
志保牟由紀母乃（しほむゆきもの）。鹹
登武流波（とむるは）。止
加路區爾賀岐母乃（かろくにがきもの）。輕苦
伽波可寸波（かはかすは）。燥
呂久加良支毛乃（ろくからきもの）。辛
母良世流波（もらせるは）。漏
加良久加呂記毛乃（からくかろきもの）。辛輕
智良寸波（ちらすは）。散
惠久里阿治乃毛乃（ゑぐりあぢのもの）。蔭味

八乃阿治倭加智（やつのあぢわかち）別

仁賀利阿地（にがりあぢ）。苦味
伽良紀阿治（からきあぢ）。辛味
阿萬支阿地（あまきあぢ）。甘味
師步支安治（しほきあぢ）。鹹
師甫破耶記（しふはやき）。澁
依求俚阿地（ゑぐりあぢ）。蔭味

邇賀俚阿治爾（にがりあぢに）。苦味
於寸母乃阿里（おすものあり）。推
壽婆利阿地（すはりあぢ）。醉味
久太寸毛能安俚（くだすものあり）。降
於布蒙乃安俚（おふものあり）。逐
師豆兎流毛乃阿里（しづむるものあり）。沈
須美耶加爾寸流毛乃安（すみやかにするものあ）。速

價羅伎阿治爾（からきあぢに）。辛味
能暮寸母乃阿里（のぼすものあり）。發
非良久毛乃阿里（ひらくものあり）。開
免求良須母能阿里（めぐらすものあり）。循
奴久萬須毛乃阿利（ぬくますものあり）。溫
智良須蒙廼阿里（ちらすものあり）。散
倭志良寸毛乃安俚（わしらすものあり）。走

多駄良壽毛乃阿里（ただらすものあり）。爛
久太寸母乃阿里（くだすものあり）。降
耶布流母乃阿里（やぶるものあり）。破
奴久萬須毛乃阿利（ぬくますものあり）。溫
非耶寸母能阿里（ひやすものあり）。冷
加和可寸毛乃（かわかすもの）。燥

里（り）。

安俚（あり）。

須婆流阿治爾（すばるあぢに）。酸味
耶武留毛廼阿里（やぶるものあり）。破
都豆牟留毛乃阿里（つづむるものあり）。約
由流兎流毛乃阿里（ゆるゆるものあり）。綏
於布毛乃安俚（おふものあり）。逐
加多牟流毛乃阿里（かたむるものあり）。固

宇流保寸もの阿利。潤
安満伎阿地爾。甘味
由流賣留母能安里。綏
介寸母乃阿利。消
宇流保寸毛乃阿里。潤
登豆流蒙乃阿里。閉
智良寸毛乃阿利。散
佐萬寸毛能阿俚。冷
志步記阿治爾。澁
登豆留毛乃阿里。閉
布勢俱毛乃阿里。防
久太久母能安里。止
耶武流毛乃阿里。破
加呉兒流毛乃阿里。屈
師和牟由紀阿治爾。鹹味
耶武流毛乃阿里。破
久太寸毛乃阿里。
加多牟留毛乃阿里。固
介寸毛乃安俚。消
布世俱母能阿俚。防
惠具利阿治爾。蕀味
佐萬寸毛乃阿里。冷
非良久母乃安俚。開
智良寸母能阿里。散
倭之良寸毛乃阿里。走
多太羅須毛能阿里。爛
阿波之岐爾。淡
蒙良寸母乃阿里。泄
兒求良寸母乃阿里。循
須加寸毛乃阿里。空
宇流雄壽毛乃安里。潤
師豆迷流母乃阿利。沈
加波可寸毛乃阿里。乾燥
都豆牟流毛乃阿利。約

八乃之奈乃毛斗 品本

伽路岐母乃。於母紀母乃。師奈耶紀蒙乃柔。伽多紀毛乃堅。宇流保布母乃潤。伽波支毛乃蝶。奈萬之岐生
伽路岐母乃輕。可連流毛乃
母能。可枯流乃
伽路支多求比波。久差婆爾阿里草葉。木乃加波皮。半爾阿里重類。雄蒙岐多求比波。加多紀多求飛波。以之爾阿里鑛。加禰爾阿里。以之爾阿里石。美豆爾
阿里。師奈耶岐多俱比波。久差禰爾阿里草根。木乃多求比爾阿里類堅。訶連留多倶比波枯類。登志布流支爾阿里年古。保之差良志寸流爾阿利
木爾阿里。保禰爾阿里骨。宇流保比波潤。美豆爾阿里氷。都致爾阿里土。師旨爾阿里肉。伽波久多倶比波燥類。
多流爾阿里。奈萬之岐波生。差佐乃多求比篠類。木爾阿里。
也區。阿武流爾阿里。
燒燒。焙燒
八乃圭奈寸蒙斗原
耶爾乃解波脂氣。木。久差乃多求比。師武里解波澁氣。久差乃美草實。紀乃美木葉。紀波乃多求比類。阿萬解波甘氣。久差。木。土都
智乃太求比。以路解波色氣。蒙呂毛路爾阿里諸々。味豆解波水氣。久差。紀乃多求比類。之多俚波瀝。都智以之乃多求比土石類。
乃太求比類。以袁止里牟之。介蒙乃獸乃。久差紀乃美革水實。都智乃多求比土類。奈兒利解波滑氣。師之乃多俱比爾阿里肉類。
武良解波氣魚鳥虫獸。
介乃須依氣末

伽保解阿流毛乃波乃暮世久太寸。香氣 發降
久差解阿瀏母乃波耶武俚久太寸。臭氣 降
阿地與岐母能波由流兒流波寸。味美 緩潤
味惡 推劇
阿地安之岐母乃波波解之久袁寸。味
圭奈岐母乃波波解之加良寸。
無氣無味 不劇
阿治奈紀蒙乃波袁之母羅寸。推泄
於毛久爾武紀蒙乃。輕鈍
加路久阿波伎母乃。輕淡
雄母久加多岐毛乃。堅
保賀里爾武紀母乃。苦鈍
於蒙區禹流保布毛乃。重潤
久加呂紀母乃。加多區加呂記母乃。志奈也伽爾遠母支蒙乃。宇流保比奈兒良伽奈流毛乃。
輕 堅輕 歐重 滑潤 宇登 空

阿俚乃非布記爾賀之 櫻桃
差保非兒之武里阿未之 地黃
久須倶差乃多具比 藥草類
耶萬伽吳賣又加賀民阿萬久加保之 白歛
依耶美久佐爾賀里 龍膽
區滿乃比爾賀久區差之 人蔘
能甫師阿治奈之阿萬之 黃蜀葵

阿萬岐阿波久安萬久爾賀之 甘草
以波伽美安治奈之 卷柏
以波久味阿治奈之 石韋

加波良波記爾之 菊	波萬差佐解爾賀之 豐實	非支乃非多比加瓦久加保之 細辛	夜萬不武岐爾賀之 欵冬	登里乃阿萬久安波之	惠比壽美阿治奈之 知母	耶萬之阿爾賀之 鳳尾草	牟波區俚阿萬 貞母	須萬路爾賀之阿萬之 天門冬	於介良禰加瓦久久左之 白求	惠美久佐 萎	波耶非屠久差爾賀之 大戟
阿加末區差加保久阿治與之 澤蘭	登古奈都阿波之 蘆	耶萬壽解阿萬久 麥門	美良羅禰又夜萬安布以加瓦久加保之 細辛	都致多良阿萬久爾賀之 獨活	智乃禰阿萬之 茅根	牟婆良民爾賀之 營實	衣比寸禰寸婆里天爾賀之 芍藥	阿波加甫加良之 牽牛子	爾波萬紀阿治奈之 地膚	波萬爾賀奈爾賀之 防風	伽差母智加保久阿萬之 白芷
遠爾乃佼贅良加瓦之 續斷	區路區佐耳賀之 漏盧	宇流支阿治奈之 檀枯草	袁支奈俱差爾賀久久左之 白頭翁	阿師以阿萬久安波之 藎草	登里阿之爾賀之 升麻	夜末阿伽奈之不里 葫	雄登乎止阿萬之 天麻	多智萬致區佐 鬲	邇波耶奈岐阿治奈之 蕎	伽民袁故之安波之 苦芙	以乃故豆地阿萬之 牛膝

阿萬久差 爾賀久阿萬之 萵苣

青箱

耶末度俚久差 又以加里久左寸婆里

淫羊藿

波爾連阿治奈之

蕠花

和多太比加禰之

蒟醬

於保牟婆艮加禰之

葜拔

兔師波阿萬之

曾良志安萬之

蕓苔

於保美良久佐久爾賀之

薤

久連乃遠蒙爾賀里

薗香

曾保久寸爾賀久久差之

菊

美久里禰爾賀之

荊三稜草

波久部良久左之

菝葜

古夜寸久差爾賀之

萵尾

波萬多伽那爾賀之

葶藶

於保之乃禰久差之

大黃

爾和曾衣具里

甘遂

部智波里爾賀之

王孫

米波治支阿治奈之

莞

多利波古寸波里

以良區差加禰之

犁廬

故萬卅紀阿治奈之

金剛草

須之乃禰寸波里爾賀之

蘾模根

都暮久差安治奈之

積雪草

阿萬豆良安萬之

千歲藥

安也兔太牟爾賀之

地榆

夜萬宇婆羅爾賀之

蘩

多可差武呂布安波之

耐凍榮

雄保曾美爾賀之衣具里

虎掌

加良寸於毛阿治奈之

烏頭

宇師能非太比爾賀之 又多豆乃比解

商陸

以衰寸紀安萬之

石龍芮

不伽乎味

石龍芻

雄爾倭艮比爾賀里

貫衆

以之阿耶兔爾賀久加保之

石菖蒲

阿伽差安治奈之

藜

須比寸比阿治那之

金銀花

多加奈　加爾久爾賀之
差禰乃美加良之　五味子
支太岐壽左禰安萬之　牛蒡
宇萬非由久左之　馬齒莧
遠加寸味又加武斗禰爾賀久加禰之
以返爾連爾賀之久差之　菟葵
伽由里禰爾里
雄保禰乃美加禰之　萊䕩子
奈母美左禰波安萬之　蘘荷
宇紀母安治奈之　浮藻
布由居智爾賀久　黃連

阿訶豆良安萬之　茜根
和良比爾賀之　蕨
加邏宇利安萬之　甜瓜
加良寸阿布比加禰久加保之　射干
於之區佐袁之禰爾賀之　芰
兔訶禰又兔布賀加禰之　蘘荷根
加波良母岐加禰之　茵蔯蒿
伽賀民安萬久爾賀之　蘁薩
伽介豆波那衣具里爾賀之　由跋
奈久那波禰阿治奈之　蕈根
奈須比安萬之　茄子

惠比壽伽豆良　山薔蒲
久區差加保久爾賀之　鬼皂莢
非由波安萬之　莧葉
雄可屠爾紀加保之　苻蒿
波岐爾賀之久左之
加賀智阿萬之爾賀之　酸醬
奈豆奈安萬之　薺菜
於美那伽良加保之加禰之
久區斗古爾里
加波保禰阿治奈之　萍蓬
萬久寸禰爾賀之安萬之　葛根
阿介比阿治奈久安波之　本通

布由和良比安治奈之 ふゆわらひ 地蕨
萬多布俚阿萬之 またぶり 白慈草
古母乃祢安治奈之 こものね 菰根
古美良久差之加良之 こみら 韮
紀乃祢安萬之久差之 きのね 葱白
牟倍差祢加艮久安不瓦解寸 むべさね 郁倍核
以波爾良阿治奈之 いはにら 石韮
久區俚祢爾賀之 くくりね 莎草
加流耶寸爾賀之 かるやす 菅草
久連波奈賀久久差之 くれはな 紅花
故牟岐阿萬之 こむぎ 小麥
寸路久佐爾賀里 すろくさ 蘂芦

耶萬乃以母 やまのいも 薯蕷
伽母布俚阿治奈之 かもふり 冬瓜
加差久差安治奈之 かざくさ 王不留草
雄保爾艮加艮久久差之 をほに 葒
奈末以阿萬久安波之 なまし 澤瀉
伽多之羅爾賀之 かたしら 三白草
伊奴爾賀禰爾賀之 いぬにか 犬苦菜
由布乃差禰爾賀之 ゆふのさ 木綿實
阿古布里安萬之 あこふり 紅南瓜
由布波太又左波多爾賀之 ゆふはた 木綿
差佐久味加良久 さぐ 木苦
多伽多泥加良久久差之 たかた 大蓼

非兔布俚民安萬之 ひめふり 金鷄瓜
志武岐久久佐又太兔久差之 しきく 蕺
以支區差久差之 いきく 景天草
袁甫非流加艮久久左之 をほに 大蒜
以波良阿治奈之 いばら 薔薇
波耶止智加艮之 はやと 薔
宇之加良味加良久久差之 うしのか 茬
豆紀衣差禰波安武良介波久差之 つきえ 茬實
阿以乃美爾賀久久差之 あいのみ 藍實
非伽解安治奈之 ひかえ 女羅
佐賀由里阿久加保之 さがゆり 黃精
智倶差爾賀之 ちぐさ 鴨頭草

斗保美 安萬之
　莧區差 加良久加保之
　都流補 阿萬之　薄荷
　　　　綿棗兒
　保曾久味 衣具里加良之　牛夏
　之保禰　　　　　　　　　蕎燕
　保久里 爾賀之　春蘭
　美度俚禰加保之　麥門冬
　伽俚保久差
　加萬支比安萬久志武留

　波度可咊爾賀之　蘿蔔
　返豆滿安萬之　絲瓜
　婆々良寸加爾之
　都之多滿阿萬久安波之　薏苡
　夜萬之味安萬久安賀之
　民豆婆久差爾賀里加保之　前胡
　非支於古之爾賀之　知母
　奴壽非斗乃阿之　延命草
　加美乃治差禰波安萬之　赤箭

　智豆兒加艮之
　多加良古爾賀之　寶子
　保禰豆陂阿治奈之
　非紀與母岐爾賀久加保之　茵蔯蒿
　和寸禰加艮之
　非差吳安波之　瓠
　非流牟之路阿治奈之　蛇牀子
　袁婆奈阿波久阿治奈之　芒花
　都多宇流之加艮之　野葛
　師路萬兒安萬之　白豆
　多萬豆佐安萬之　赤苞子
　萬久里乃里之保波由久　海人草

　阿保禰加豆良
　多賀良之加艮之　石龍芮
　曾々俚禰賀久加艮之　飛廉
　奈多萬兒阿萬之　刀豆
　都智奈爾賀之　酸白草
　奴奈波安波之　蓴

久須乃紀多具比 薬木類

布世乃里 阿萬之	和良波母 阿治奈之	蒙久壽 安治奈之	美流布佐之 波波由久
	阿加依加保久阿萬之	乃良依加保久安萬之	海松房
	紫蘇	海蘊	非路免 阿萬之
	差佐解阿萬之	宇流之禰 安萬之	昆布
	紅豆	粱	味乃牟岐 阿萬之
	布止牟岐 安萬之	於保阿波 加㲷久安萬之	襲
	大麥	秔	以奴依阿萬之加保之
	加奈和良比 爾賀久加保之	久良多介 阿萬久加保之	香蕕
	早蕨	黒茸	母智與禰 禰萬之久安萬之
			糯
			萬豆太介 安萬之
			松茸

久寸耶爾加保與久	阿豆差 安治奈之	加波耶奈岐 安萬久安波之	加連多介 安萬久加㲷之
櫸膠	梓	橿	呉竹
		奈與多介 爾賀久	
		幼竹	

字屠紀阿波久	止非良久佐爾賀之	波古夜奈岐阿治奈之	爾賀多介爾賀久賀之
漫疏	石楠	白楊	篁竹
		多伽奈加波惠具里天安萬之	
		筒皮	

多良禰 安治奈之	奈良加之波之 武里爾賀之	甫保加之波加㲷之	於保名介加良久阿萬之
楤根	梻	厚朴	蕩
		多介壽加㲷久	
		竹瀝	

保^ほ布多良安治奈之 檍木	伽良多智民加波爾賀久 枸橘	和多太比衣具里 水天蓼
波萬都婆紀阿治奈之 黄荊	都波岐爾賀久 椿	萬由美阿波久安治奈之 檀
返美羌禰波阿布氀	加牟婆加波阿波久 樺	差久乃岐爾賀之 秋木
非牟路加良久爾賀久 花柏	曾奈連萬豆加良久 矮檜	萬都甫度阿波久 楓
加返波加保久 桶柏葉	萬都母依賀氀之 松芽	加津良阿萬久 茯苓
未豆布具里久佐久 松毬	萬都乃禰也爾久左久加氀之 松根	寸紀乃禰加保久 杉根
非波太尿久 檜皮	奈流波治加味加尿久 山椒	加波可良美加尿久加乎之 蜀椒
無久呂美阿萬久 藥實	阿波支爾賀久 柘	師良加之武里 麩櫚
爾連波阿治奈之 楡葉	非良羅岐阿治奈之 杜谷樹	都美岐爾賀久 麩櫚
阿布致爾賀之 苦棟	以暮太阿治奈之 水臈樹	伽布地加尿久阿萬之 柘
伊之久里之武里 石栗實	萬由美岐阿治奈之 檀	阿加岐爾賀之 柑子
太母美加保久 櫻實	加良母毛爾賀之 杏	支波太爾賀里 檗

植物名（万葉仮名）	漢名
介乃岐加良久	欅樹
波俚支利爾賀之	刺楸
加良多萬加良久	桂枝
牢久解安萬久	木槿
之羅區智阿治奈之	獼猴桃
兎岐乃禰爾賀久	小檗根
波治由寸之武里	黃櫨柞
波倶流滿爾賀之	
多致婆奈卅賀久	橘
阿依多智波奈安萬久	橙
以波都通治安萬之	羊蹄蹋
止里加岐之武里安萬之	

無兔乃美寸婆留	梅實
以豆里爾賀之	
紀里波爾賀久	桐葉
無久乃岐爾賀之	椋
萬壽味爾賀久	
夜波紀爾賀里	鬼箭
都伽留乃美加良久	伽
登智久民之武里	檪實
非差岐安治奈之	楸
惠比寸久連阿萬久	
伽支乃差禰之武流	柿實

爾支里乃美爾賀久	荏桐實
母蒙乃差禰爾賀久	桃實
加宇訶阿治奈久	合歡
阿介比阿治奈久阿波之	木通
母致以乃禰阿治奈久	粘鵝根
波奈多智民波安萬久寸波之	盧橘
底賀之波加良久	柢橘
那都民安萬久	柰
耶萬母毛爾賀久	楊梅
阿末具美阿萬久	甘菜葜
居禰里古爾賀久	蓁皮
久路世乃波安治奈之	橘

登布比爾賀久賀良之　臭橙

久須乃都智以之多具比　藥土石類

之良都智安萬之　埴
以之波比惠具利　石灰
非母寸那阿治奈之
度宇須惠久利　礬石
加良波比惠久里阿萬之　蠣灰
久差度久差久
可羅寸以之阿治奈之　石炭
之民之保之波々由久　白鹽
非良羅加民之

伽萬度乃都智　伏龍肝
夜末之保之波々由久爾賀之　硝石
之保以之之波牛由久　凝水石
萬屠岐阿萬之　眞磨石
波久以之師阿治奈之　銅礦石
豆萬以之爾賀之
紀良阿治奈久袁母　雲母
萬波比衣具里　眞灰
伽比以保乃久寸多具比　貝魚藥類

耶萬都知安萬之　山上黃土
久母俚以之阿治奈之　礦石
師呂母乃阿治奈之　輕粉
留乃波比賀良久　坩灰
伽奈紀里阿治奈之
伽流以之阿治奈久安波之　浮石
夜萬波比惠具里　生木灰
阿保度寸之武久左之　皂礬

牟之乃久寸太倶比 (むしのくすたぐひ) 虫藥類

蜆	之治美阿治奈之 (しじみあじなし)	細蝶	紀坐加良阿萬之 (きさからあまし)	眞珠	伽比乃多萬阿治奈之 (かひのたまあじなし)	貝子	多加良加比阿治奈之 (たからかひあじなし)
田螺	多奴之安萬之 (たにしあまし)	鰒	阿波比阿萬之 (あはびあまし)	蠣	加支加比阿萬之 (かきかひあまし)	蛤	波萬久里阿萬之 (はまぐりあまし)
大辛螺	阿支阿治奈之 (あきあじなし)			小辛螺	爾之加比加良久安萬之 (にしかひからくあまし)	石蠏	以波伽爾奈萬久左之阿萬之 (いはがになまくさしあまし)
蜻蛉	加波保里阿萬之 (かはほりあまし)	鰻	以美寸波流 (いみすはる)	毛蠏	豆伽爾萬久左阿萬之 (つがにまくさあまし)
蝙蝠	加波保里阿萬之 (かはほりあまし)					秦龜	以之加免阿萬久 (いしかめあまく)
螢	保多流阿治奈之 (ほたるあじなし)						
蛻	奈豆牟之母奴介阿治奈之 (なつむしもぬけあじなし)	土蜂	以寸俚牟志賀良之 (いすりむしがらし)	蝗	以奈牟之安萬之 (いなむしあまし)
夏虫	多賀波豆阿萬之 (たかはづあまし)	蝮蛇	波美阿萬之 (はみあまし)	蟬	以暮治里寸婆里 (いもぢりすばり)
墓	須區蒙爾賀之 (すくもにがし)	鼠婦蟲	於兔牟之寸婆里 (おむしすばり)	水蛭	美豆比流寸婆里 (みづひるすばり)
蜥蜴	多賀波豆阿萬之 (たかはづあまし)	非紀阿末久爾賀之 (ひきあまくにがし)		山蛙	耶萬加依流阿末之 (やまかえるあまし)
蟣蝨	耶萬加賀智久差久阿萬之 (やまかがちくさくあまし)	蛞蝓	久波吳阿治奈之 (くはごあじなし)	蜈蚣	牟加底阿萬之 (むかであまし)	蠶	於保萬由加久 (おほまゆかく)

萬致寸邊里

也那牟志阿萬久
　柳蟲

宇美吳安治奈之
　鮫ノ類

智奴安禹之
　海鰤

非世里阿萬之

伊遠乃多具妣
　魚類

阿良安萬久賀艮之
　鈇

無奈岐阿萬久奈萬久差之
　鱧魚

以加保祢爾安治奈之
　海螺蛸

屠俚乃多具比
　鳥類

波之布土壽婆里久左之
　鴗

之登度阿萬久安武艮介寸
　巫鳥

都婆久艮寸婆里阿萬之
　燕

佐介斗里阿萬之
　鴉

圭母乃多具比
　獸類

於保屠妣寸波里阿萬之
　鳶

保屠斗支壽安萬之
　杜鵑

登里加比古安萬之
　雞卵

差寸連加瓦之
　主簿蟲

差介阿萬之
　鮭

宇紀壽阿治奈之
　丁斑

豆久阿萬久寸波留
　木兔

差坐紀安萬久安武良介寸
　鶺鴒

都解斗里阿萬之
　家雞

耶末久流萬安萬之

耶萬飛乃奈久萬之(やまひのなくまし) 病名

- 久奈乃伊(くまのい) 耳雅久安萬久奈萬久差之 熊膽
- 於曾阿萬之支世波久左之 獺
- 伽乃阿萬之 鹿茸
- 久差以奈岐伊波爾賀久加保之 犀
- 加豆宇之津乃波安久阿萬之 牛黄
- 耶萬以奴之志波寸邊味久佐之 豺
- 禰豆美阿萬之 鼠
- 宇之志之波之波牛也之伊波久差久耳賀之 牛
- 牟古路寸波流阿武貝介寸 驢鼠
- 非波太解(ひはたけ) 冷肌膚
- 宇多伽太味(うたかたみ) 中温
- 甫豆伽波師(ほづかはし) 熱寒否塞
- 故支波支耶美(ごきばしやみ) 霍亂
- 阿依之耶美(あえしやみ) 病
- 登支乃解(ときのけ) 喘
- 奈美波良耶味(なみはらやみ) 赤痢
- 牟那智須美(むなちすみ) 肺癰
- 於曾解(おぞけ) 惡寒
- 加坐耶萬比(かざやまひ) 傷風病
- 能牟度伽世(のむどかせ) 大頭瘟
- 非布俚耶萬比(ふぶりやまひ) 雨温
- 波那比世夜味(はなひせやみ) 鼻塞
- 惠耶美(ゑやみ) 瘟疫
- 阿加波良夜味(あかはらやみ) 血痢
- 智久曾耶美(ちくそやみ) 血屎
- 多滿比乃解(たまひのけ) 嘔吐氣
- 波那太俚(はなたり) 鼻垂
- 加坐非良邏岐(かざひらぎ) 癉
- 那都解(なつげ) 注夏
- 阿波牟紀耶味(あはむきやみ) 痰
- 倭良和耶美(わらわやみ) 童
- 衣知夜味(えちやみ) 瘧
- 豪乃波支耶萬比(ものはきやまひ) 吐食
- 伽宇倍宇智(かうべうち) 頭痛
- 保解豆岐(ほげつき) 火氣衝
- 差依耶萬妣(さえやまひ) 冷病
- 須波武支(すはむき) 欬嗽
- 牟那賀依也萬比(むなかへやまひ) 反胃
- 非里波良解(ひりはらげ) 痢
- 阿依岐(あえき) 喘
- 返度都支(へぎつき) 嘔吐

惠比 噦唲	乃牟度賀依之 噎	保差久里 喉	宇豆免波里 盧目張
不久俚波良 服脹	無奈非良岐 胸疼	牟奈賀依里 反胃	古波里波良 痞
阿多波良 癇	惠賀波良 痞	非流賀美 瘮揮	伽免波良耶美
古牟良賀依里 轉筋	紀波多也萬比 黄疸	以波布嗢里 陰嚢石腫	奈加智以 畏血
加邪保良之 風疹	加波岐耶美 消渇	師婆以婆里 麻	非紀波良 蝦蟆腹
阿久多耶美 蚘虫	那可耶美 腹中	都伽連耶萬比 疲勞病	保度致 脛
牟須古婆免 蠱所拒	知波支伬民 吐血	波奈智多俚 衂血	阿之乃解 脚氣
賀久太俚 下血	智以婆俚 血尿	非阿耶民 冷汗	禰阿世 盗汗
久良味 眩暈	牟都止民 健忘	非流耶布世 痿痺	保度致 發血
太不俚 癲癇	母乃和寸連 忘	以介里	豪能區流比 發狂
與婆俚 夜尿	由免豆流味 遺精	以婆里布世 塞尿	宇都以婆利 空尿
保介古婆免 火無所拒	之理加差 尻瘡	以介屠致 尿閉	免之比 盲

宇波萬介（うはまけ）　曇翳
阿岐之飛（あきしひ）　白翳
味民之比（みゝしひ）　聾
牟那豆岐（むなつき）　胸衝
阿之奈衣（あしなへ）　蹇
於牟那乃耶滿比（おむなのやまひ）　女病
都岐差波里（つきさはり）　月水
都波俚（つはり）　惡阻
阿屠牟良（あさはら）　産後腹
曾理耶美（そりやみ）　反張
伽多加比（かたかひ）　癖疾

宇和比（うはひ）　外障
多太蓮目（たゝれめ）　爛眠
無之婆味波（むしばみは）　齲
與波豆岐（よはつき）　痃癖
雄布之耶萬比（おふしやまひ）　癌瘂
古之解（こしけ）　帶下
奈俚解（なりけ）　生氣
智阿良世（ちあらせ）　血破
於差那耶萬比（おさなやまひ）　幼病
雄乃紀耶萬比（おきのやまひ）　靈怪
於斗味（おとみ）　越病

曾古比（そこひ）　内障
屠俚兒（さりめ）　雀盲
波奈須世里（はなすせり）　鼻啖
加多豆解（かたつけ）　肩衝
差加豆波里耶萬比（さかつはりやまひ）　酒惡阻
師良致（しらち）　白血
波良美（はらみ）　姙娠
奈賀智（ながち）　漏下
阿連解豆岐（あれけつき）　産氣
豆智良比（つちらひ）　土喫虫
母加佐（もがさ）　痘
加比耶美（かひやみ）　軟
保路世（ほろせ）　疹

奈加妣（なかひ）　内障
美味太俚（みゝたり）　聹耳
非依（ひえ）　冷
波太豆非良岐（はだつひらき）　肌疼

神遺方卷之上 終	保禰非之解 骨拉 金瘡 支里岐壽 手足中寒 之母久智 陰瘡 久智非比 唇瘍 都美加差 陰門 與禰賀差 便毒 智婆寸 乳癰 之比禰 皮瘡 伽波久差 瘤	乃岐伊毛 癍疹 加差久佐耶萬比 瘡草病 打字智美 打撲 布寸倍 附贅 寸美久佐 陰癬 加多禰久差 癬 之良保世 禿瘡 須依婆寸 附贅 布寸倍 禿瘡 加武路 雄毛伽差 面瘡	久治支 乳癰 布智布 歷易 奈萬豆波太 白折 之良波太介 惡瘡 阿之波加差 脛瘡 波多介賀佐 疥瘡 波婆支賀佐 發背 世奈婆寸	跋聯 都萬豆岐 指癧疽 都萬久差 臑疽 加志良加差 熱 阿世以母 陰 萬良加差 田瘡 屠賀差 浸淫瘡 之美 疔 返寸美 伽兔牟良耶萬比

丹家本所載。上卷第二章下註文。藏本無之者。抄出舉焉。

保乃解乃支與岐乎。牟奈久智耳以連。甫久良與里。以比布久爾加波世。保乃岐豆
（はのけのきよをはなくにいほくらよりいひふくにかはせほのきて
火氣　　清　　鼻口入心　　　　　　　　　　　　　　　　　　吹）

支解奈之。爾呉連流波。奈久智與里以太寸。
（きけなしにごれるはなくちよりいだす
氣　　濁　鼻口　　　　　　　　　　出）

美豆阿治乃支與紀乎久智耳以連伊比布久爾伊太里。甫乃解乎加波世。可母依
（みづあぢのきよきくちにいれいひふくにいたりほのけをかはせかもえ
水味　　清　　　入胃　　　　　　　　　　火氣　　　　　　　醸）

紀里解奈之。宇那治爾由支蒙毛乃寸治保禰乎。兒俱利也之奈比。爾呉連流波。萬
（きりけなしうなじにゆきもものすじほねをめぐりやしなひにごれるはま
霧氣　　　項　　行百　筋骨　　　　循　　養　　濁）

依阿那。宇之路阿奈爾以太寸。
（えあなうしろあなにいだす
前穴　　後　穴　　　出）

神遺方卷之中

伽坐邪萬比(かざやまひ) 傷風

和氣久壽里(わけぐすり) 備前國和氣飯成等之所傳方爾而。元少彦名尊之藥也。加差夜美乃雄曾解之底。民宇智奴久(傷風・憎寒・身體熱)

美寸流者乃能里(みするものゝのり) 方

加波夜奈岐(かはやなぎ) 水楊
萬久壽禰(まくすね) 葛根
阿加衣(あかえ) 紫蘇

雄壽以久寸里(をかいぐすり) 熱寒交

保豆加波之(ほずかはし) 頭痛
多萬加波(たまかは) 生薑
波治加民(はぢかみ) 樫皮

通智多良(つちたら) 獨活
保曾久味(ほそぐみ) 牛夏
桂皮
阿依多智(あえたち) 橙皮

須兔久寸俚(すめくすり) 惡寒

袁曾解之天(をぜけして) 身熱
咊奴久美乎奈之(わぬくみをなし) 項疼
宇奈治宇豆岐之(うなぢうづきし) 四肢痛
與通依太以多牟母乃(よつえだいたむもの)

兔豆良禰(めづらね) 川芎
波治加美(はぢかみ) 生姜
加良多萬加波(からたまかは) 桂枝
阿萬岐(あまき) 甘草

非波太解(ひはだけ) 冷肌膚氣

上美藥　於曾解。奴久味豆。身宇知於乃紀布流比。久智之多加和支。乃美久比阿治奈紀毛乃能方奈里
　　　　惡寒　　　　　　身體戰慄　　　　　　口舌乾燥　　　　　飲食味無者

波萬寸賀奈　波豆加民　美良乃禰久差　加多久美
防風　　　　生妻　　　細辛　　　　　牛夏

多岐田久寸俚　赤間稻置之家爾所傳元類作瀧速

彥火火出見尊。蘆穗等爾所傳之乃里奈俚。非波太解乃。雄乃支於曾解寸流毛能乃方
　　　　　　　　　　　　　　　　　　　　　　　　戰　惡寒

惠比耶寸　奈流波豆加味　都致多良　耶萬依乃根
芍藥　　　山椒　　　　　獨活　　　薯預

玉季久須俚　出雲國之國造之所傳而。玉智久須里斗毛以布。前乃病爾之流師阿里
　　　　　　　　　　　　　　　　　　　　　　　　　　　　　　　劾

波古耶奈岐　奈流波治加味　可良多滿加波　耶萬美婆
白楊　　　　山椒　　　　　桂枝　　　　　沙蔘

波奈多俚夜民
　感冒

高市久寸俚　大和國川邊有知等家爾秘寸所乃方奈里。於曾介之天寸須波奈多俚寸留乃耶萬比爾阿止布倍之
　　　　　　　　　　　　　　　　　　　　　　　　　　惡寒　　　　　　　　　　　　　　　涕垂病　可與

智免久差　宇良加世　通致多良
敗醬　　　識白草　　獨活

萬差利久寸俚　河內國之貴縣主之所傳乃方奈里　於曾解。奴久美。波那太俚寸流毛爾安止布倍之
　　　　　　　　　　　　　　　　　　　　　　　　惡寒　　熱

世利禰　支太支壽　止里阿之
苦蓒　　牛房子　　升麻

雄曾解耶美 惡寒氣病

奴久兔久寸理 大和國高市元允之所傳乃乃里奈里 雄曾解波寸倍底乃耶萬比。寒病諸病 波自兔波於曾解奴久味阿留 始惡寒熱有

奈里。以豆連爾毛加岐流故止奈久阿止布倍之。何限 事可與

加差母致 芎藭 兔豆良根 耶萬加賀民 乃世里根 芷胡 波之加味 生姜

曰理久須俚 陸奥國日理捌人等家所傳 乃方奈里元 大已貴尊之方 前乃於曾解爾阿止布倍之。又加差。 惡寒 可與 癰疽 波

寸久差爾。 疒 與師 宜

都支多萬加波 與母岐 耶萬加賀民 非流根 加波耶奈岐
月桂 艾 白歆 韮根 水楊

字多加太味 中濕

保乃國信太久寸俚 松浦岑麻呂所傳爾豆武内宿禰之方奈里 身宇智以多味奴久民多衣賀多支母乃身體痛熱不可忍

於介良 加武屠根 太萬加豆良 甫曾久味 波萬邇賀那 加差毛致 萬久壽根
白朮 烏頭 玉蔓 牛夏 防風 白芷 葛根

耶萬賀里久寸俚 武内宿禰之方奈里。宇多加他乃久曾古岐寸留母乃洒方 中濕下痢

與母岐波 兔豆良補 芎藭 波豆加民 葱乃白 阿加多牟
艾 生姜 琥珀

三野久寸理　美濃國本巢紀人之方也
腹古波利之旦。宇底寸禰以多民之。
奈加奴久味多衣賀大久奈流毛乃
腹拘攣　胸脛痛　腹中熱離忍成

乃方

支里乃波　萬通保度　斗里賀之良　非布支　耶末味通波
桐藥　茨苓　鳥頭　桔梗　沙蔘

能致久壽里　同前紀人乃傳流方奈里
波良故波里豆久曾古支之乃味久比阿豆奈紀毛乃爾阿止布
腹拘攣下痢飮食味與通

加波良與毛岐　阿理乃非布紀　太萬加豆良　都智多良　阿之奈豆那　阿之奈豆藤
白蘞　桔梗　玉蔓　獨活　葦藤

宇佐久寸俚　同紀人之家乃方奈里
波良古波里。味豆故支之解久。身宇致非良羅岐寸留毛乃
腹拘攣。水豆數解久。身體疼者

美底久良　加坐母致　夜萬於甫禰
文珠蘭　芝　沙蔘

佐免久寸理　さめくすり
木豆古支之保賀民以多美之里於母奈之。四肢冷與通依太差依寸留毛乃方
腹痛後重成　四肢冷者

區久母智禰　兌豆良　萬豆保度　布壽禰　岐乃禰　阿萬岐　加太波美
夢　川芎　茨苓　附子　蔥白　甘草　酢醬

乃牟度加世耶萬比大頭瘟
咽喉風

間人久壽里　備乃中國間人定守等所傳方元武內宿禰之乃里奈里
能牟度加世波身字智奴久味解之底能牟度咽喉體中熱氣時
波連不久里。非良遲岐寸留毛乃。乃民久比奈良寸。日衰返豆以依加奴流斗岐波。奴久味通與久奈里豆。宇豆
腫脹　不能飮食　經難愈時　壯熱　疼

支不差解之。阿也布支爾以多流毛乃阿里
　きふさげしの　あやふきにいたるものあり

豆之多萬　於之久差　非布岐　登良乃乎　保甫加之　末由美　耶末非良邌木　之南紀乃差禰
つしたま　をしのくさ　ひふき　とらのを　ほほかし　まゆみ　やましびらぎ　しなきのきさね
薏苡　玄参　桔梗　天南星　厚朴　杜仲　巴戟天　菩提樹實

波俚置久寸俚　本巣紀人之家之方　久智宇致波連不久連之呈宇豆岐。奴久美通與久。以支太皮之解爾乃牟度
はりをきくすり　　　　　　　　くちうちはれふくれのしてうつき　ぬくみつうく　いきたびのげにのむぎ
塞　　　　　　　　　　　　口中腫服　　　　　　　　　壯熱　　　　　息追氣　　咽

不久里布差岐之呈　布世加奴流毛乃能里奈利
ふくりふさぎしての　ふせかぬるもののりなり
服　　　　　　　　不得以

美佐久須里　久智奈之　加比奈倶佐　太智乃美　多泥阿比　奈保支乃波　夜萬之保　非呉依耳奈利豆波連比良羅岐寸
みさくすり　くちなし　かひなぐさ　たちのみ　たでありひ　なをきのは　やましぼ　ひごえになりてはれひらぎず
梔子　紅　蓋草　橘子　蓼藍　檀葉　朴硝　失聲　腫疼

流毛乃　川瀨仲季之所レ傳爾而兀波　武内宿禰乃方奈里
るもの　　　　　　　　　　　　　　　　　のりなり
　　　　　　　　　　　　　　　　　　　咽喉風

伽太豆兔久須里　乃牟度波連阿加味。又波多太里豆。身奴久味寸流毛乃
かためぐすり　　のむだはれあかみ　またはただりつ　みぬくみすするもの
咽　歷赤　　　　爛　　　　　　熱

加多保會　兔倶差乃波　波萬爾賀那　加久萬　迥賀世毘禰
かたほそ　めぐさのは　はまにがな　かくま　にがせびれ
牛夏　薄荷葉　防風　麻黃　黃連

宇流支　支太支須　與路比久差
うるき　きたきす　よろひぐさ
夏枯草　牛房子　白芷

都豆□久須里　波古支加　波阿岐止波連布久連。宇豆紀阿加味身宇智奴久味寸流毛乃
つく　くすり　はこきか　はあきとはれふくれ　うつきあかみみうちぬくみするもの
　　　　　　　　　　顋腫服　　　　　　疼赤　身體熱

波古伽世夜美
はこかせやみ
蝦蟇瘟病

遠津久須里 新良支の國鎭武の之方にして 允恭天皇御妃衣通郎女波古加世乃耶萬世流乎耶兒志乃里 大和國。高

宇萬布武紀 阿加差 太加奈 阿衣多致 萬久壽禰 阿萬岐
惡 蘖 大芥 橙子 葛根 甘草

市。加多之神社爾所レ傳也

幾代久寸里 大浦津守直乃傳流方

阿甫禰 支婆智寸美 萬通保度
石長生 木槿實 荻苷

多太連

雄智寸乃禰 非々良岐 通智太良 加差母致根
大黄 狗骨 獨活 芷芷

於保志久寸俚 波古加世。 身奴久味。 於曾解之底。
蝦蟇瘑 惡寒 腫瘡

波智寸乃波 於甫之乃禰 非々良岐 牟婆良乃美 多萬須寸紀 久良羅 保曾久美 阿之久差禰
蓮葉 大黄 狗骨 榮實 參門冬 苦辛 牛夏 蘆根

非良加世久寸俚 波連不久連。 宇豆支。 阿加民豆久毛乃乎。 雄之非良加世宇豆支袞止牟流乃利
服 疼 赤者 發排 疼

豆賀迴 可美那 惠久利根 都智奈乃禰 加良之乃美 芥子
毛蟹 寄居虫 羊蹄 翻白草

久太岐禰萬世底。 乃倍波里豆。 宇豆支世婆。 登里寸通倍之。 加由解世婆。 屠利加依豆都久倍之。 非良支豆
碎爛 貼 疼 取可去 摩 換 傳 排

以由流奈里 　癒

伽差補羅師夜味 　風疹病

赤間久壽俚　長門國赤間稻置等家所傳元簀火火出見尊壹岐乃石□爾得此玉布方奈里 　保呂之波。牟治兔於
曾解之底。 　身宇智奴久味久智爾賀里。 　與通依太以多味。 　波良古波俚之豆。 　乃牟度加波支流奈里。 　乃後身
惡寒 　身體熱口苦 　四肢痛 　腹拘攣 　咽渦 　出
阿加味豆。 　保呂世布久里。 　加由解寸流斗。 　加由解奈紀毛乃安里。 　波太奴久美豆。 　以底。又加久連之呈。 　加始
赤 　服 　痒 　痒 　熱 　朧 　無
多智奈支毛乃奈里　 　形狀
加波耶奈岐　水楊　 　都智多良　獨活 　加布止根　烏頭 　加良寸於毛　蓮實 　波智寸美　當歸 　耶萬世里　茴 　袁美奈加豆良　波治加美　生姜
大里久寸俚　紀伊國大里羽部等家所傳而武内宿禰之方也 　保路世以底。 　疹發
爾波也奈岐。扁蓄 　牟古部良。滋草 　伊久差。燈心草 　屠支久差。杜衡 　久壽禰。葛椒 　奈之乃紀。梨樹 　萬太紀阿加美加由加里。伊婆俚阿加　尿赤痒
川洲久壽里　大和國川邊有知所傳之方也 　保呂世奴久美加由解寸流毛乃 　疹痒
阿介比加豆良　木通 　古牟奈久差 　蓋草 　萬通保度 　筒皮 　多加牟那加波 　狗骨 　非以良紀 　竹葉 　多加波 　波之加美 　生姜

濠良世久寸俚（もらせくすり）　保侶之。（ほるしの）　美宇智阿加民（みうちあかみ）。　萬太良奈之。（まだらなしの）　宇奈治世那以多牟毛乃（うなぢせないたむもの）
須以波奈（すいはな）　也萬加豆良（やまかづら）　與母岐（よもき）　末支久佐（まきくさ）　阿加萬久差（あかまくさ）
忍冬　石松　艾　地膚　澤蘭
　　　　　　　　　　疹　　身體赤　斑　　項背痛
波太非良々岐（はたひらゝき）
　　　　　　　皮膚疼
國足久寸俚（くにたらくすり）　津守直之家乃方　多奈寸依。（たなすえ）　宇底。（うで）　世奈和支。（せなわき）　非良羅支寸流毛乃能方（ひららきするものゝの方）
和良比乃加比（わらひのかひ）　屠古那通（ごこなつ）　阿萬久差（あまくさ）　以波久民（いはくみ）　雄保世里（おほせり）
蕨穗　　　　甘草　　　　　手足　　胸　　　　背脇　　　疼
加差太支久寸俚（かさたきくすり）　肥後國加佐多岐乃家爾所傳乃方也　波太非良岐。（はだひらき）　牟奈加依之。（むなかへし）　保解通支寸流毛乃（ほけつすくするもの）
久連波奈（くれはな）　久路萬免（くろまめ）　岐加波（きかは）　奈流波之加民（なるはしかみ）
紅花　　　　黒豆　　　　橘皮　　　山椒　　　　　　肌疼　　反胃　　火氣衝
非依耶萬比（ひえやまひ）
　　　　　中寒
姬島久寸俚（ひめしまくすり）　肥葦北郡姬島實麿之家所傳　元少彦名尊之方也　布由乃屠紀。（ふゆのとき）　爾波加爾美宇智雄曾解豆奴久味（にはかにみうちおそけつぬくみ）
波良古波里之呈味壽古支之。（はらこはりしてえみすこしの）　身奴和世之。（みぬわせしの）　又牟彌加波依。（またねみかはえ）　非依解古之須彌阿里古波流毛乃（ひえこしのすねありこはるもの）
腹拘攣　水利　　　身熱　　　　胸反　　　　冷氣腰脛　　　　　　　拘攣
兔豆良爾（めつらに）　末通甫度（まつふど）　久連波治加民（くれはぢかみ）　佐爾布斗（さにふと）
川芎　　　茯苓　　　　干姜　　　　　　大棗　　岐乃爾　葱白
足日美久寸俚（たるひみくすり）　非依耶萬比。（ひえやまひ）　波良古波俚豆味豆故支。（はらこはりつみつこし）　保豆加波之乃毛乃（ほつかはしのもの）
　　　　　中寒　　　　　腹拘攣水渦　　　　　　　　　火水交

雄保波古　通知太良　於介良禰　岐乃根　宇良加世　耶萬加豆羅　耶萬依比
車前　　　痢活　　　白疕　　　葱白　　　頭痛　　　身體疼　　　惡寒

越久須利　越乃國角鹿郡笥飯神社爾所傳乃方奈里　加宇倍宇智　美非良羅岐　雄曾解豆加民波紀之底
　　　　　牟禰加波依。比依解古之寸禰爾阿里。　　　　　　　女非乃差波里寸流　　嘔吐
　　　　　反胸　　　胫冷腰　　　　又於牟奈乃差波里寸流方，　　　月水滯　　　腹

古波俚。又字止久。
拘攣　　盧

於介良　支加波　禰布里支　兒豆良　阿加差　袁味那加豆良
白疕　　橘皮　　合歡樹　　川芎　　黎蘆　　萆麻
　　　　　　　　　　　　　　　　　　　　　　四肢冷腹拘攣　　美豆古支。奈兔古岐寸流毛乃
　　　　　　　　　　　　　　　　　　　　　　　　　　　　　　水利　　　白痢

遠倉久須利　非依耶萬比與通依太非依波良古波里。
　　　　　　中寒　　　　　　四肢冷腹拘攣

兔豆良　支波太　阿加萬久佐　萬通保度
駁皮　　檗皮　　澤蘭　　　　茯苓

東部久須利　伊勢國度會浦見之家　所秘而元　大己貴神乃方奈里　雄曾解之豆波良故波里。寸波布支之。
　　　　　　　　　　　　　　　　　　　　　　　　　　　　　　　惡饗腹拘攣　　　　　　　　吐阿
　　　　　　　　　　　　　　　　　　　　　　　　　　　　　　　欬

波牟支志　奈免里古支寸流乃方
珠　　　白痢濶

非智母　阿里乃比布支　與呂比久差　波々區俚　萬久利母　多致波奈　久連波治伽民
鹿尾菜　桔梗　　　　　白芷　　　　貝母　　　海人草　　　橘樹　　　干薑

非那通耶萬比　奈豆解古支波木夜美
注夏病

以之豆久須利　尾張國中島郡石作之家方奈里　牟奈賀依。　加民豆加衣、波良古波里。與通惠太比依豆。美豆
　　　　　　　　　　　　　　　　　　　　　　反胸　　　心胸痞　　　腹拘攣　　　四肢冷依豆　　水痢

古支之解久。　以介美豆支之。奈加奴久味。又波兔久良味寸流母乃爾安止布倍之可與
裏急　　　　　　　　　　　腹中熱　　　　　目眩

利敷

須佐女久須里　大伴宿禰與里舒麿呂爾所傳方原　大巳貴命之方也
阿智萬兒　兒豆良　川芎
以奴兒久佐　萬豆保度　阿里乃比布支　桔梗
安依岐之　加宇倍宇智。加民豆支。波良古波里。味豆久曾古支之解支毛乃
　喘　　頭痛　　心胸衝　腹拘攣　水屎鴻敷
　　　　　　　　　　　　　　　　　　　　　　　奈豆解乃身宇致以多味。宇豆岐豆。阿波
　　　　　　　　　　　　　　　　　　　　　　　　注夏身體痛　　　　　　　　　　疼痰
依太以多美毛太依豆。古支波支世差流毛乃爾阿斗布。又身奴久美豆波良故波里與通
　肢痛煩悶　　　不吐利者興　　　　　　　　　熱　腹拘攣
多萬加波　萬通乃母依　以奴兒久佐
　桂枝　　松芽　　　萬都保度　於介良
　　　　　　　　　　荻苔　　　　白朮
惠耶美
　瘟疫
能甫之久㽽俚　出雲乃國造所傳之方元武內宿禰乃久寸里奈里
　　　　　　　　　　　　　　　　　　　衣耶民波。波之免加布倍宇智。雄曾解乎乃岐
　　　　　　　　　　　　　　　　　　　瘟疫　　始頭痛　　惡寒　戰
布流比之豆乃致大爾奴久美之。阿世奈紀毛乃
　　　　　　　熱　　　　無汗
惠耶美久佐　波治加民　阿久壽禰
　都智太良　生姜　　奈流波之加美
　獨活　　萬根　　　山椒
出雲久壽俚　出雲國意宇郡木好所傳元大巳貴尊之方奈俚惠也美。世奈。宇那治以多味。大爾身奴久美。
　　　　　　　　　　　　　　　　　　　　　　　瘟疫　背項　　　痛　　　熱　母
太依久流之美。久智加波支。師多美曾支解豆。乃味久比世寸。
　悶苦　　　口乾　　舌胎黃氣　　不飲食
耶萬比良幾　加多甫曾　加波夜那岐　耶萬世利　波知加味
巴天戟　　牛夏　　水楊　　　當歸　　生姜
　　　　　　　　　　　　　　　　　　　　　　以婆里阿加牟母乃爾阿多布
　　　　　　　　　　　　　　　　　　　　　　　尿赤者　　　　　　興

保乃支久寸俚　津守直之方也
惠耶萬比。身宇智大爾奴久美之旦。苦久流之味。乃牟度加波支。之多加波支旦支解美曾豆紀。牟禰布差賀連
瘟疫　身體熱　咽燥　舌渇黄胎　胸塞

惠耶萬比。身奴久美波解之久。口乾　舌黒　燥好　食發狂　汗阿
瘟疫　身熱　劇　口乾

伽美波支之旦。阿世阿流毛乃爾阿多布　汗在者與
嚏吐

兒乃木　加多保曾　惠比寸禰　多萬加波　波知加美　耶萬世里　耶萬非良々岐
小蘂　牛　芍藥　桂枝　生姜　當歸　巴天戟

保乃加依久寸俚　津守直乃方

惠耶味乃奴久民解波解之久。久智加波支。乃牟度加波支之底。牟禰以多味。之多久路解通支。加味波支之
熱　劇　口嗽　咽渇　胸痛　舌黒　吐

以婆里阿加民。久曾非里寸流母乃
尿赤　尿漓

阿波穗　於保之乃禰　耶萬世利　兒乃岐　久良々
升麻　大黄　柒胡　小蘂　苦辛

上加里久壽俚　津守直之方

衣耶美。身奴久美波解之久。口乾　舌黒　燥
癌疫　出

世之多里。民美之比寸流毛乃爾阿多閉旦與之
　　　　　與宜

加良多智　大之乃禰　惠比寸禰　久良々　支波太　耶萬之保
枸橘　大黄　芍藥　苦辛　蘗皮　朴硝

元伽俚久寸俚　津守直之方

惠耶美。
瘟疫
奴久美波解師久。
熱　胸痛
無禰以多味。
舌燥卷
之多加波支寸久美。
黑胎
久呂美曾通支。
以支連呂民美之比。
發狂
古斗久流

比之。
大便閉
久曾斗治。
以婆里阿加美爾炎里又智久曾古支寸流毛乃爾阿布。
小便赤濁　血尿濁

之保以師
寒水石
袁保之乃禰
大黃　苦參
久良良
兔乃岐
加良多智
枸樹
耶萬非良岐
巴天戟
括蔞根
宇里禰
加乃爾解區佐
人參

奈伽之久壽俚
瘟疫熱
惠也美乃奴久民多萬比之。
嘔吐　口舌不乾燥
區致志太加波世壽。
水利
美豆古支之呈。
尿白
以婆里之呂岐。
宇通美寸
虛視

流毛乃。
又須波布支寸累蒙乃爾阿止布倍之。
咳可與

布里禰
括蔞根
兔豆良
川芎
耶萬世里
當歸
萬通保度
茯苓
加布加
防風
波須賀奈
合歡

伽和之久寸里
瘟疫目閉
惠佗美乃兔屠治之呈。
之多宇流保比安里與通依太非衣底母太衣之。
舌潤有四肢冷煩悶
古々路宇土久。
心中如夢
以婆里尿

之路久。
如寢
伊禰流吳屠紀蒙乃

加武屠根
烏頭
兔豆良
川芎
波自加民
生姜
多萬加波
桂枝

白
非布理耶萬比
雨濕病

阿良世久寸俚　舟史惠九之家爾所傳阿良世之方也

非布理波。身中痛疼。肌腫急迫
宇智以多味之宇豆加里。波太依波連以支太

波之久。阿衣岐之呈。加民波岐。味壽古紀寸流毛乃
　　　　　　　　　　噦吐　　　水利
於介羅　保々加之波　加多之里　於美那加豆羅
白朮　　厚朴　　　　三白草　　葛蔓

田家久須俚　伊勢國度會郡田乃家之神社之方也
太伯子　　　　　　　　　　　　非布里世奈以多味　宇奈治與通依太以多味。奴久味之底。
紀里乃波　萬久壽爾　袁美那加豆羅　以波久味　阿介比　　　　雨溫背痛　　　　項四肢痛　　熱
桐葉　　　葛根　　　登美蔓　　　　木通　　　蓮翹

保之兔久寸俚　伊豆國三島神社所傳元武内宿禰之方也　久智以多味。之多波連豆加左豆支。伊婆里阿可美。
波之流物　　　　　　　　　　　　　　　　　　　　　　口痛　　　　舌腫生瘡　　　　　　　尿赤

久曾斗治寸流毛乃
屎閉
女久差　通賀世里　久良羅爾　阿萬岐　
灌衛　黄連　　　苦参　　　甘草

阿波牟紀耶萬比
痰病

亞牟波支里區寸利　淡路國津名神社之所傳十六方之一元　大己貴尊之方奈利

阿波牟紀。　須波武紀。　與毛非斗毛爾波解之久。　乃牟度致波之利之底。　加民豆支寸流者
痰　　　　　欸　　　　　日夜劇　　　　　　　　　咽血走　　　　　　　　心胸衝

保骨區美　波萬爾賀奈　宇牟久差　度宇須　波之加味　久母俚以之
牛夏　　　防風　　　　淫羊草　　礬石　　生姜　　　硨石

瀧波良區須利
伊勢國瀧原之家爾所傳乃方奈里　安波牟紀乃。之良阿波乃牟度爾久々萬里以支多波之久。阿
　　　　　　　　　　　　　　　　　痰　　　　白珠　咽　　　　呼吸短促　　嗽

志乃田久寸俚　常陸國信太神社之方也
衣岐久流之美。加多解布之賀多久。世奈以多美與通依太非由流毛乃
苦　　　　　側　雖臥　　　　　背痛　　　　冷

耶萬布支　加良寸阿布比　多太良以　介之乃美　屠良乃雄　邇賀多計乃波　奈流波自加民
欬冬　　射干　　　石龍芮　翳粟　　天南星　　苦竹葉　　山椒

阿波牟支牟奈斗治之底　牟禰豆支之　以太味久流之牟母乃
痰　胸閊　　　衝胸痛　　　疼痛苦

伽波寸奈古　度宇寸　耶萬之保　久母里以之　雄保之乃禰　惠俱里禰　古萬久太支阿止布
河砂　　　礐石　　朴硝　　　礦石　　　　大黄　　　春蘭根　　細碎典

城上久壽里　大和國城上生根子之神社之古方也
しのかみくすり

岐寸波牟支加多久。世奈牟禰以多味久流之牟母乃　阿波牟支耶萬比。能度通味之旦加波豆乃奈久古返之。寸太
雖吐胸歉　　　背胸痛　　苦者　　　　　　痰病　　咽迫　　　　　如水雞鳴聲　　　　喘

宇流紀　阿里乃比布岐　都保久差　之良以之　加良多致　久連波治加民
夏枯草　桔梗　　　積雪草　　　石膏　　枳殼　　　　芋姜

須波武紀耶萬比
　　　欬病
　東野久寸俚　津守直乃方奈里　寸波武記。加民波紀之。奈美阿波牟紀豆。波太依爾非阿世以底。波良古波俚
　　　　欬嗽　　　　　　　　　欬嗽　　嘔吐　　　　滑痰　　　肌冷汗出　　　　腹拘攣

與津依太非由流者
四股冷

耶萬布支　欵冬
久連多介乃波　吳竹葉
女久差　蘘荷
古多智美　小橘子
加良之乃差禰　白芥子
久連波治加民　干薑
以奴加良味　蔓椒

阿波切久須里　同前津守直之方也

須牟武紀區壽里　每日吳斗爾寸波武支波劇解之久。
之良阿波牟支之貞、伊禰賀多久。
身奴久味之。以氣久智久差。息口惡

非依解乃寸牟武支之。奈味安波牟紀。滑痰　身熱不止
美奴久味之底耶萬佐留母乃波治加民　生姜
白洙吐　離寢　肺癰

萬通乃母依　松芽
差禰乃美　五味子
多萬加波　桂枝
之良通智　白聖　石膏

保區豆。以良奈乃美。之乃禰。之良以之。耶末師保。
硫黃　紫花芥實　白聖　羊蹄　朴硝

須禾武紀區壽里　牟禰以多民之底。屠之非佐之支母乃波。牟奈久差那里。
解之。　胸痛　年久

以豆禮母久多岐底。多萬須寸紀乃迴之流爾旦阿止布倍之。
何　碎　蔘門冬　煮汁可興

三谷久須里
喘息　病

備前國和氣飯成之所傳之方而美谷神社乃方也
阿依岐波牟禰以多味。身奴久民之。以支太波之

區。以支禮。非阿世以呈。與斗母爾加多解布之賀多久。
熱　冷汗出　夜側離臥

乃美久比阿治奈支母乃奈里。
飲食無味

阿依宜耶萬比
喘息病

差禰乃美　五味子
爾賀多介　苦竹
加豆良古　蔓蔚
牟路乃紀　杜松
宇通乃支　澳疏
加良波比　螺灰

淺香區須里　津守直乃秘方

安依岐乃美豆阿波雄保久波支底。通與久阿世以豆。身奴區美。以婆里安加久之
あえぎのるつあいであはをほくはきて つよくあせいで みぬくみ いはりあかくし
喘　水洙多吐出　大汗　熱　尿赤

武流毛乃
よるもの
海

以波加豆良　紀良以之　以乃世保禰　以良奈美　以蕃多　加奈支　加良波比　保區致
いはかづら きらいし いのせぼね いらなみ いばた かなき からはひ はくち
虎耳草　雲母　猪骨　紫花芥子　澤瀉　水瓱樹　櫟樹　蜩灰　硫黄

伊豆連母故萬久太支阿通由爾安太依
いづれもこまくだきあつゆにあたえ
何　細碎熱湯與

駿河區寸俚　駿河國有度神社之方
まるがすり

阿依岐。波太依也通連。奴久美。牟禰保度。宇呉岐寸流母乃
あえぎ はたえやつれ ぬくみ むねほど うごきすろもの
喘　肌羸瘦　熱　胸腹動悸

加良波比　於曾乃支母燒　豆久燒　久母以之　萬通也遇
からはひ おそのきもやき づくやき くもいし まつやに
蝸灰　獺肝　木兎　雲母　松脂

古萬久太紀毛智由
こまくだきもちゆ
細碎用

阿依宜屠之非佐師支毛乃方
あえぎとしのひさしきものかた
喘年久者

無俱路燒　斗宇須　以之賀兎燒　紀坐加良之良以之　耶萬加依流燒　加良波比　雄久萬乃伊
むぐろやき とうす いしがとやき きざからしらいし やまかへろやき からはひ をくまのい
鼷鼠　磬石　秦龜　魁蛤　之良以之　山蛤　蝸灰　熊膽
　　　　　　　　　　　　　石膏

久太支豆伊比爾萬呂免安止布倍之
くだきていひにまろめあとふべし
碎糊丸可與

阿依宜波加世久壽里　津守直乃方
あえぎはかせくすり

多加牟那伽波乎燒豆故萬區太支水爾豆阿止布
筒皮　　細碎　　　　與

惠致耶萬比
瘡病

雄島久寸俚　雄崎玉口家方也

惠智耶美波波治免於曾解牛解之久。乃致奴久民之底。大爾阿世之多里。世奈宇那治以多民久流師牟。
瘡病始　　惡寒劇　　後熱　　　　汗溢　　　背項痛苦

加宮久須里　肥國伽宮邑女之方

與母岐波　奈流波知加民
艾葉　　山椒

於保雨良爾。度久太民。波治加味
大蒜　　　一戴粢　生姜

惠耶美乃呉斗久日布流比之底。波治免雄曾解。乃智奴久味。阿世多派毛乃
如瘟疫　　　　　　　始惡寒　　　後熱　　　汗垂

天津久寸俚　葛乃守勝之所傳之方

惠致侊美。日爾三多比布流比寸流毛乃。
瘡病　　　度　　慄

大之乃爾　波免
大黃　　蝮蛇

以豆連母粉爾久太支安多布之
何　　　　碎可與

久曾比里耶萬比又非里波良解

久曾比里耶萬比 津守直乃所傳方　非利波良解波。波自兔於曾解之貞奴久美波良古波俚豆美豆古紀之解久。之利後
痢

男崎久寸俚　　　　　　　　　　　　　　　痢氣　始惡寒熱腹拘攣水利數

非里波良智久曾古支乃方　一乃方
牟奈賀依之寸流毛乃　胸反

於母解之底　久智加波支。　口乾
兔木　於介良　末豆保度　　茯苓

利屠加之良禰　生姜
烏頭　小蘗

奈兔里久曾。之里於母之智古支之底以多民古波里寸流母乃
尻重　血瀝　痛　拘攣

屠禰俚古　耶萬世俚　於保之乃禰　久良羅加良多智美　阿布致加波
秦皮　當歸　大黃　苦薑　枳殼　苦楝皮

非理波良智古紀久寸里　二乃方

伊奴萬米　於保之乃禰　久連波知加民
巴豆　大黃　于薑

粉末久太支。以伊爾萬路兔阿止布
綱碎　糊丸與

非里波良解屠治乃久寸里　三乃方

奈兔里智久曾斗萬里豆。以介美之底。古波里解之。久曾涌禰乃以路味爾加波里波良非里寸流斗支乃方奈里
滑　血尿止　裏急　拘攣氣　尿常色變　腹滿時

布之俱留味。之良介之。
五倍子　白鬚粟

非里波良奈兔故支乃久寸利
波古支。奈兔里寸流母乃爾阿多布・
松根　末通乃禰。阿萬岐。返美
甘草　蝮蛇
奈兔巨奇乃非波太解於曾解之豆。
滯利　冷肌唐惡寒
乃牟度加波支。
咽渴
之俚於毛之。
尻知毛之
奈加古波利。阿
腹中拘攣　沫

波古支。奈兔里寸流母乃爾阿多布・
滯利者　與

居俚賀之良　加良多萬　波知加民　白歛　保々加志
鳥頭　桂枝　生姜　　　厚朴

牟兔乃波那　之良以師　響石
梅花　礜石

非俚加太久寸利　比俚加太久須師乃方
母乃半紀牟禰屠治寸流母乃能里
嘔吐者方　胸閉

阿比太久寸俚　越後國頸城郡阿比太乃神社之方也
嘔吐

牟毛乃爾、以豆連乃耶萬比斗毛爾阿多布倍之。
病者　何　共可與

多萬比耶萬比　又加美毛乃波支
嘔吐

元少彦名尊乃方也

非加差奈俚。多萬比也萬寸。久流之
日經　嘔吐不止　苦

保曾久味　加良波比　斗良乃雄　耶萬之保　耶波豆波
牛夏　蠣灰　天南星　朴硝　雞眼草

加民波支久寸利　多萬比之豆　保度通支寸母乃々方也
嘔吐者　臍下衝

耶萬之保　古之良以之　底加之波
朴硝　石膏　側柏

加良波支乃久須俚　加良波支之呈　牟禰伊多味寸流母乃乃方。
　　からはきのくすり　からはきして　むねいたみすろものの
　　　　　　　　　　　空吐　　　　胸痛

保屠止岐寸燌　非由乃味
　はごとぎすや　　ひゆのみ
　　杜䴇　　　　　莧實

久太紀豆阿止布
　くだきてあごふ
　　　碎輿

牟奈賀依師耶萬比
　むなかえしやまひ
　　　醗胃病

島下久寸利　攝津國島下□主乃方　乃牟度屠治之底。乃美久良比母乃波支加依里豆久流之牟毛乃
しまごさくすり　　　　　　　　　　のむごじして　　のみくらひものはきかえりてくるしむもの
　　　　　　　　　　　　　　　　　咽閉　　　　　　　飲食吐反苦

多加他底、耶末母毛乃味、萬通耶邇、耶萬寸解
たかたてい　やまもものみ　まつやに　やますけ
　大藜　　　　楊梅實　　松脂　　門冬

牟那加依師乃久寸俚
むなかえしのくすり

萬久俚毛　美豆非斗通婆
まくりも　みづひさつは
　海人草　　蓮葉

石隅久須俚　牟奈賀依之□□波久母乃方,
いしゆみくすり　むなかえしの　はくもの
　　　　　　　　　　　　　　　吐胃

加良波比　加留以之
からはひ　かるいし
　蠣灰　　浮石

無奈加依里乃久壽里　於保之乃禰　加留以師
むなかえりのくすり　おほしのね　かるいし
　　　　　　　　　　大黄　　　　浮石

萬通耶爾
やつやに
　松脂

牟那賀衣乃之留之久壽利

保久豆　加倍豆致　之良以師
硫黄　東壁土　石膏

保差區里耶民
咳病

八紀久壽里　津守直乃能里　與止比奈久保佐久俚□支利與區乃母乃
咳　日夜

加牟婆　奈多萬米　加支乃差禰　屠智乃美
樺皮　刀豆　柿核　七葉樹子

保差久俚乃區寸俚　□□世差流母乃
胸

粉萬久太支阿多布
細碎　與

保區致　加萬度通智　之保以師
硫黄　伏龍肝　寒水石

宇都兒波里
胸滿

盤田久寸俚　遠江國岩田入見所レ傳而元　武內宿禰乃方奈里

牟那古波里非智豆都支能暮世之天　乃美區比阿
胸拘攣痛衝上逆　飲食味

治奈支母乃

萬之良都致　加宇訶　松脂
白堊　合歡

入野久壽俚　山城國乙訓區入野神社之方　宇都兒波婆里爾安止布倍之
　にふのやくすり　　　　　　　　　　　　　　　　　うつめはりにあごふべし　　胚張　可興

加乃爾解久差　　久良羅　度區太味　支牟太
　かにげけさ　　　　くらら　　どくだみ　　きはだ
人　　　　　　　　苦薓　葳栄　　薬皮

千葉久須里　　下總國之國造之所傳方　宇通兒波利之底古波里壽流母乃
ちばぐすり　　　　　　　　　　　　　　うつめはりしてこはりすするもの
　　　　　　　　　　　　　　　　　　　胚張　拘攣

支波太美　　惠美寸久壽里　　波女燒
　きはため　　ゑひすくすり　　はめ
薬實　　　　蝮蛇

粉末久太支阿屠布
こまかくたきあめ
細碎　與

　　　不區里波良耶民鼓脹ノ類ナリ
　　　　ふくりはらやみ
　　胚満

雄張久壽俚　尾張國淺井之神社之所傳方　布區連波良。　奈加波多爾古解通味豆。　故波利以多民壽流乃非差師
をはりくすり　　　　　　　　　　　　　　ふくれはら　　　　　なかはたにこけつるて　　　　　こはりいたみすするのひきし
　胚満　　　　　　　　　　　　　　　　胚満　　　　　　　臍膍　癡発　　　　　拘攣　痛　久

支。　　半良大爾布久連寸流母乃
きは　　はらおほにふくれするもの
　腹　　　腹

於保邇良　　須岐禰　　阿豆支
おほにら　　すきね　　あつき
大蒜　　　　杉根　　　赤小豆

太以良久須里　津守直乃方　保曾乃甫屠里古波利以多味之豆。　大爾波良布久俚以多支母乃日與□遇□萬里賀
たいらくすり　　　　　　　ほそのほさりこはりいたみしす　　　おほにはらふくりいたきものひにとまり
　　　　　　　　　　　　　臍邊　拘攣　痛　　　　　　　　　腹胚　痛　　　　　　　毎日　　　止

多之
たし

奴流底乃禰　　曾婆乃美
ぬるでのね　　そばのみ
白膠木　　　　蕎麥

粉末久太支呈禰萬世萬路兒阿止布
細碎粘與
布久屠波良乃久壽里　不區波良乃四十阿萬里乃於能古爾之庭
滿　　　　　　　　　　　　　　　　　　　男
支曾里　乃致大爾布久里久流之牟母乃　保賀民乃宇智爾致甫度口壽於保久　以太味非
急　　　後服　苦　　　　　　　小腹　中　　　血塊　多　　痛攣
萬通也通　止里母智禰　阿保度寸
松脂　　粘䵷根　皂莢
以豆連母萬治依豆萬路解倍之
何　　　交丸
牟良不區乃久壽里
はらふくのくすり
之保以之　久差波多乃美燒　波太依宇加里　宇太牟連
硝石　　草綿子　　　　　　浮腫
　　　　阿加依　阿萬支　　神谷久須里　丹波國能野口谷口方
　　　　紫蘇　　甘草　　　かうたにぐすり
　　　　　　　　　　　　　　　　　　加保。與通依太。宇加民豆波連旦。波良布久里加多久。以婆里度治之天
　　　　　　　　　　　　　　　　　　顏　四肢　　浮服　　　腹　　　硬　　　　尿閉
以泥加奴流母乃
難通
以保壽支　惠俱里禰　斗里於久差禰　加良非屠婆　以波久曾　加良之美
商陸　　春蘭根　貫衆　　　　　石韋　　　石斛　　芥子
石上久須里
大和國の石上の神社に所傳ふる之方

以保壽支 阿介比 加波保禰 萬通保度 以久差
南陸 木通 萍蓬 繭 鳥頭 斗里賀之良

明井區寸里
牟太宇加比 身宇智爾美致非路俱母乃
浮腫 身體满廣

波萬多加奈 屠俚賀之良 支利加波 於保婆古 非屠通婆
葶藶 鳥頭 桐皮 車前 石葦

宇加比久太之久寸俚

智致久差 之乃禰 多萬加波 度宇須 支乃根 加良多致
蘿藦 羊蹄 桂皮 磐石 薤白 根殻

故波理牟良 又惠加波良。奈加比良支
痔

速玉久寸俚 津守直之方 古波里波良。
痔 牟奈母屠。保賀民豆々之。保度通支以多味。乃美久比阿冶奈久之豆
胸下 小腹凝急 臍下衝痛 飲食無味

世奈和支爾安都萬里寸流母乃
背脇集

支波多乃美 曾奈連萬通禰 惠俱里禰 萬久里母
絲 杉根 春蘭根 海人草

藥子

多伽良久須 □名大連之家所传方元 大己貴尊之藥也
離愈
以依賀多支者 波良古波里旦加味豆支之。美奴久美。於智解之底
腹拘攣 心胸衝 身熱 惡寒

於保師乃根 耶萬之保 加良波比
大黃 朴硝 颯灰

野賣久寸里	古波利波良乃方
痤	

止禰里木　禰布里紀　久差波多美　惠俱里根
　秦皮　　　倉歡樹　　　草綿子　　　春蘭根　　古牟奈久差
　　　　　　　　　　　　　　　　　　　　　　　蕳草

惠賀波良久寸里　牟奈通支之底以多味那久。　布差久流母乃
　　　　　　　胸衢　　　　　無痛　　　　　　　　　　　塞

宇之乃詣多　加良之美　加之迺解久差　紀波太　久良々　多萬加波
　羊蹄　　　芥子　　　人參　　　　　槖皮　　苦參　　　桂皮

笠采久須里　保曾和支以多味牟禰通支之底。　美豆古支寸流母乃
　　　　　　臍旁痛胸衢　　　　　　　　　　水利

阿加邇師　阿萬久佐
　辛螺　　　甘草

粉末九太支旦安止布
細碎　　　　　　　興

紀波太依耶萬比
黃疸病

淡海久寸俚　多賀社祀人等之方也　支波太依波。萬奈古波治免旦支婆美、加保牟禰。波良。與通依太爾以多
　　　　　　　　　　　　　　　　黃疸　　　　眼始黃　　　　　　顏胸牟禰　腹　　　四肢

里。奴久美之貞以婆里久智奈之乃吳斗支婆牟母能
　熱　　尿　　杷子　　　黃者

久智奈之乃禰　禰布里支
梔子　　　　倉歡樹

根口利久須里　武内宿禰乃方奈里　紀波太依耶美乃。萬那古岐婆味通支。牟禰波良古波里以婆里邇吳流母乃
　　　　　　　　　　　　　　　　黃疸　　　　　　眼黃　　　　　　胸腹拘攣　尿濁者

秕久寸里 藥	伊波屠智 止支乃禰 杜衡根 加良波比 蠣灰 久智奈之 梔子

保禰豆萬里耶萬比 骨蒸病

國太萬區寸里　大伴宿禰乃所ㇾ傳乃方　保根通萬里波太依奴久美豆。骨蒸肌熱 古故路保曾美。心氣衰弱 肌痩 波太依耶世表止呂依。

久比乃味阿治奈久。食飲味 多奈吳古路。手掌 寸禰宇良奴久美豆。足心熱 以婆里爾吳里。尿濁 美豆古支寸流毛乃 水利

波度加民 蘿蔔 耶萬世里 耶萬以毛 萬都甫度 茯苓 加乃爾解久佐 人參

多良世區須里　肥能直信則乃方　保禰豆萬利。骨蒸熱 禰安世之多里。盜汗出 寸波布支之豆。嗽 阿波波支師。洙吐 奴久味寸流毫 熱

乃の

久里乃味　栗子 都介度里 家雞 阿依多智 橙皮 牟吳路燒 鼹鼠 耶萬加依留燒 山蛤

以豆例毛粉萬久太支豆 何細碎

都加口保禰通兔乃久寸利 美宇智奴久味。身中熱 阿波牛岐之呈。痰 與吳屠耳須波武支通與區。欬強 涅安世之多理。盜汗出 美豆古 水

解之解支母乃 利敷

區良味夜萬飛
眩暈

八道區須里　紀長見等乃家乃方　萬久良美之底。保禰邦依。非阿世多里。之婆良久以支多依寸瑠毛乃
やちくすり　きのながみらのいへのかた　まくらみして　ほねなえ　ひあせたり　しばらくいきたえすするもの
　　　　　　　　　　　　　　　　　　　　骨痿　冷汗出　呼吸絶

阿里乃非布支　屠良乃於　支里兒以之　也萬世里
ありのひぶき　きらのな　きりめいし　やませり
桔梗　　　天南星　方解石　當歸

淺間久寸俚　津守直等乃家爾傳流乃里　智袁止呂衣乃久良美寸流毛乃
あさまくすり　つもりのなえのいへにつたえるのり　ちどろへのくらみするもの
　　　　　　　　　　　　　　　　　　　　血衰　眩

加良多致　佐禰布屠　波萬加豆良　久連波治加味　非兒波支
からたち　さねふと　はまかづら　くれはちかみ　ひめはき
拘樹　酸棗　雲實　千姜　遠志

土佐區寸里　兒區流兒支之底、手那寸依寸比連非依寸留母能
とさくすり　めくるめきして　たなすえすひえすいすれもの
眩　　　手足　　　痺令

之良以師　久寸耶邇　布布里禰
しらいし　くすやに　ふふりね
石膏　樟腦　蒲鴒根

宇通那比耶萬比
うつなひやまひ
中風病

大袁那區壽里　大伴宿禰之傳方　多致萬智爾身宇通介那依豆多於連。母乃古多依奈久。與通衣太非依寸流毛
おをなくすり　おほとものすくねのでんぼう　たちにまちにみうつけなえいづたおれ　きのこたえなく　よつえだひえするも
卒身虛痿倒　　　　　　　　　　　　　　　不識人事　　　　　　　　四肢厥冷

乃の

屠里賀之良　衣非寸久佐　返美久佐　奈流波治加民
　鳥頭　　　芍藥　　　　　　戟菜　　　波治椒

保賀衣久寸里　紀廣人等家方也　禹通奈依乃。美宇智那依寸比連旦。目久智比支由賀民多留母乃
はがえくすり　　　　　　　　うつなえの　　　みうちなえすひれたん　めくちひきゆがみたるもの
　　　　　　　　　　　　　　中風　　　身體痿痺　　　　　　　　　　口喎斜

免奈母美　之良伊之　止良乃雄　多萬加豆羅　非支乃阿武羅
わなもみ　しらいし　とらのを　たまかつら　ひきのあぶら
稀莶　　　石膏　　　天南星　　日光桂　　　蟾酥

以豆連毛久太支萬治依倍之
いつれもくだきえまじえべし
何　　　　　碎交

上縣久壽俚　宇豆奈依乃免。波奈。久智乃加多智奈免旦。之多古治介寸流母乃
かみつあぐすり　うつなえのめ　はな　くちのかたちなめたん　したこじけするもの
　　　　　　　中風目　　　　鼻　　口形狀斜　　　　　　舌卷

於路致乃伊　丹寸奈　波度加美
おろちのい　にすな　はどかみ
巨蟒　　　　丹砂　　蘿藦

以豆連毛故萬區太阿止布
いつれもこまくたあとふ
何　　　　細碎奧

禹通奈返久寸里
うつなえぐすり

加美寸岐乃美　能布壽禰　惠比寸區差　波奈萬寸美
かみすぎのみ　のぶすね　ゑびすくさ　はなますみ
楮木子　　　　附子　　　芍藥　　　　波奈萬寸美

　　　　　　　壽比奈里耶萬比
　　　　　　　すひなりやまひ
　　　　　　　飲病

須非那里乃久寸俚　紀廣人方　都禰爾阿波波支寸母乃。多智萬致之非連又波波太依以多味支豆支寸瑠毛乃
すひなりのくすり　　　　　　つねにあはばきすもの　　たちまちしひれまたはばたえいたみきつきするもの
　　　　　　　　　　　　　　常　痰　　　　　　　　　卒痺　　　　　肌痛疼

乃布寸禰　耶萬加賀民　奴寸比止阿之　保曾久美　多智乃美
のぶすね　やまがかみ　ぬすひとあし　はぞくみ　たちのみ
附子　　　白斂　　　　天麻　　　　　牛夏　　　橘子

母能倶流比夜萬比
發狂病

鎭久寸俚　大和國□彥乃方奈里　母乃具流比波。
　しづめぐすり　　　　　　　　　　　　　　もぐるひは
發狂　　　　　　　　　　　　　　　　　　多智萬致古屠加波里
　　　　　　　　　　　　　　　　　　　　たちまちこさかはり
支廼乃暮里和之俚久流布母乃　　　　　　　卒言變
きにのほりわしりくるふもの　　　　　　　　　　　奈支倭良比旦母乃解爾非斗之久
走狂　　　　　　　　　　　　　　　　　　　　　なきわらひてもののけにひさしく
久母里以之　波萬加豆良　之色以之　　　　啼笑　　　　　　　　　　　　　垣加
くもりいし　はまかづら　しろいし　　　　　　　　　　　　　　　　　　　　　か
礦　　　　　雲寶　　　　石膏　　保久智　　　　　　　　　　　　　　　　　　同
　　　　　　　　　　　　　　　　はくち
以豆連毛古萬久太支　　　　　　　硫黄
いづれもこまくたき
伺細碎

□造久寸俚　嘔留比夜萬比。古依□支久。多伽支爾乃保流母乃
　くるひやまひ　　　　　　　こえきく　　たかきにのほるもの
　狂病　　　　　　　　　　　　　　　　　　高登

週寸奈　加美寸紀乃葉　之豆美　久連乃波奈
にすな　かみすきのは　じづみ　くれのはな
丹砂　楮木葉　　　　蜆　　　紅花

濱頼見倶須俚　寸倍旦於牟那乃母乃久留比。多和古比之底。母乃解爾爾多流毛乃
はまたのみぐすり　すべておむなのものくるひ　たわこしにのぼをもの　もののけにたろもの
　　　　　　　總女　　　　　　　發狂　　　　　　　　　　　　　　　邪祟似

加布可乃紀燥　久良良　波美牟之　萬區里母　□智□差
かふかのき　　くらら　はむし　　まくりも
合歡樹　　　苦蔘　　蝮蛇　　　海人草

須禰里耶萬比　　又阿之介　古比介
すねりやまひ
脚氣病

神美□久寸俚　津守直乃家乃方　古比解波。寸禰宇支波連。古之與里波良爾伊利。牟禰通支區流之美。母乃
　　　　　　　　　　　　　　　こひけは　　すねうはれ　　こしよりはらにいり　むねつきくるしみ　乃
脚氣　　　　　　　　　　　　脛浮腫　　　腰腹入　　　　　心衝煩苦　　　　飮

久比阿治奈久。加保宇加味之底。於曾解寸流母乃
くひあちなく　かほうかみして　おそけすろもの
食味　　　　面浮腫　　　　　惡寒

加武屠根（かぶらね）烏頭
大之乃根（おほしのね）大黄
加良多致（からたち）枳
久路萬米（くろまめ）黒豆
度宇寸（ごうす）礬石
阿之乃解牟禰爾都支以多牟母乃波波太宇加味寸流（あしのけむねにつきいたむものははだうかみする）脚氣心衝痛者肌浮腫

波萬世久寸俚（はませくすり）大和國志貴縣主之家所傳乃方
之保以師（しほをし）以暮寸紀（いほすき）寒水石 商陸 柴胡 夜萬世利
阿之乃解久寸俚（あしのけくすり）安之乃介（あしのげ）脚氣
多智萬致久壽俚（たちまちくすり）牟奈豆支之貞波良奈加美智以多味（むなづきのていはらなかみちいたみ）心衝腹中満痛
度宇壽（どうす）之保以志（しほいし）寒水石 萍蓬
都婆久良兒（つばくらめ）燕雀
故比解牟禰都支豆（こひけむねつきつ）脚氣心衝
久流之美（くるしみ）與通惠太波連布久里（よつゑだはれふくり）四肢腫脹 呼吸短促
阿也宇支母乃爾安止布（あやうきものにあとふ）危者與
以支太波之紀毛乃（いきだはしきもの）

以豆連母故萬久太豆（いづれもこまくだつ）何細碎
加波保里燒（かはほりやき）蝙蝠燒 颶厲
以多致燒（いたちやき）鼬鼠
多布俚耶萬比（たふりやまひ）癲癇病

萬之久須俚（ましくすり）葛守勝之家之方
萬奈古久良味豆（まなこくらみづ）眩暈 仰倒
阿布岐多保連（あふきたほれ）
久智與里安波（くちよりあは）口沫
牟岐以太寸古止之解嘔（むきいだすことしけおう）吐出數嘔

呉斗兩七八多比奈累毛乃（ごしになりやたびなるもの）日

波兒牟之燒（はめむしやき）蛇燒
美豆非流（みづひる）水蛭
宇留之耶通（うるしやに）于漆

以豆連毛故萬久太支。萬治依。萬呂解與布
阿底久壽俚 萬奈古久良味豆。之婆良久多保連。
寸那支。阿流比波。大爾和良比。又波之婆志多智寸久味豆母乃以波壽。民宇智爾比安世之多里。萬多與免賀返里志。又波屠支那良
留乎民豆久良民。又非屠於保久阿通萬連留久良牟母乃。又加波美豆由支乎味豆久良無乃多比阿萬多。
雄斗比燒 豆久斗里燒
以豆連母故末久太支與布
迩波伽久良乃區壽利
萬俱里母 惠蒙岐 袁布智乃伽波 奈流波治加味
多保連耶萬比乃方 阿波牟支之。與通依太非衣豆久流之牟蒙乃
支里加波 保乃久致 久路金乃非智古 波口萬米
會見久須里 智波支耶萬比 伯耆國會美舟手之方 迩波加爾。由依那久。乃牟度賀里之豆。牟那豆岐之。智牟支寸流毛乃

波之布屠燒 鴉
久連乃波奈 紅花
加良波比 蠣灰

久太支萬治衣 碎 交

智波支耶萬比乃久寸俚

與母岐 艾 支俚乃紀 桐 豆賀通 毛蟹

以豆連母故萬久太支 何 細研

□速久須里 山口魚麿呂之家乃方

美豆伽禰 水銀

之路萬米乃大差爾萬呂兒阿土布 白豆 丸 輿

保豆知波久耶萬比乃區須俚

伽波賀兒 水龜 以那牟之 蚤

久太支萬治依 碎 交

波奈智多俚夜民 衄血病

牟那賀里之底 反胃

爾波加邇大智波支之底 卒 吐血

耶民豆萬多波久母乃 止吐病復吐血

久路以呂乃智倍度波支 黒色吐血

又之路阿波牟支萬治依波久母乃 白痰交吐者

間智久須俚（あひちぐすり）　武内宿禰乃方奈里
　　　波奈智之多俚（はなぢのしたり）。夜萬差流母乃（やまさるものの）不止

與母岐（よもぎ）　以波通々治（いはつつぢ）　支里乃紀（きりのき）　久路世乃味（くろせのみ）
艾　　　　　辛夷　　　　　桐　　　　　　　　蘆橘

之婆理久寸里（しばりぐすり）　波奈治耶萬壽（はなぢやまず）。兎久良美須留母乃廼方（めくらみするものの）
　　　　　　　　　　　　　　　衂血不止　　　　　　　　　　肢暈者

萬通乃禰（まつのね）　久差波多味燒（くさばたみやき）　加萬乃通智（かまのつち）
松根　　　　　　　　草綿實　　　　　　　　　　　　竃𥧌

故萬久太支底（こめのすはにてあぢふ）。古米乃寸波邇呈阿止布。
細碎　　　　煮汁與

智波之利耶美（ちばしりやみ）　又智久太里（ちくだり）
　血射　　　　　　　　　　　　　血下血

宇都伽藥（うつかくすり）　阿部村主速人之所傳之方也。由依奈久智婆士利之豆。
　　　　　　　　　　　　　　　　　　　　　　　　　　　無故下血
荷葉

巴致寸乃波（はちすのは）　阿加差（あかさ）　非流牟之路（ひるむしろ）　惠牟貳乃半那（ゑむじのはな）　久連半那（くれはな）
荷葉　　　　　　　　　　　　　　　　　　　眼子菜　　　　　　　　槐花　　　　　　　　　　紅花

智波之利乃藥（ちばしりのくすり）　止祈奈良受智之里以泥旦美奴久味寸流乃方
　　　　　　　　　　　　　　　　　不時下血出良體熱

阿波岐乃波（あはきのは）　異伽及保禰（いかふほね）
檀　　　　　　　　　　　烏賊骨

智伊婆利（ちいばり）　多稚區良味寸流麼乃遍阿當依（たちくらみするもののにあたへ）
　尿血　　　　　　　　　起則眩者　　　　　　　　　　典

惠奈古久寸俚（ゑなこぐすり）　伊賀國以賀部乃眞木之家爾秘之乃里奈利
　　　　　　　　　　　　　　　尿血交

　　　　　　　　　　　　　　　以婆利致萬治波里。宇須以路奈留乎叡久毛乃爾安
　　　　　　　　　　　　　　　　　　　　　　　　　薄色　　　　　　　利者

神遺方卷之中 終

多倍(たへ)
何無婆(かなな)　訶波美那(かはみな)　以波邑須里(いはむすり)　夜滿無婆良(やまむばら)
樺皮　　　蜷　　　　　　石斛　　　蘘蘆

致以婆里乃多智萬致藥(ちいはりのたちまちぐすり)　波解之支母乃(はげしきもの)
　　　　　　　　　　　　　　　　劇者　　　天南星

久佐波多(くさはた)味燒(のみやき)　止良乃袁(とらのを)
草綿寶　　　　　　　　天南星

保度致夜美(ほどちやみ)
嗽血病

上美藥(うへみくすり)　智補度波壽波布紀寸留古止(ちほどはすはふきすることごと)　阿波牟支爾稚乎萬治依波久蒙乃(あはきにちをまちえはくもの)
嗽血　　　每嗽　　　　　　　　　　　痰血　　交吐

惠比須乃久禮(ゑびすのくれ)　不之窩流味(ふしくるみ)　安滿岐(あまき)　萬豆乃門依(まつのもえ)
芍藥　　　五倍　　　甘草　　松芽

神遺方卷之下

之婆伊婆里彌味 麻病
敷尿病

石積藥、川邊石積田道等家所傳之方也。志婆伊婆里。乃萬良禰宇豆支。於牟奈波。豆微禰宇豆支已。之羅禹
陰莖疼　　　女奈波　　陰門疼　　　　臕

味之多留毛乃能方
滴

可流以之　滿豆耶邇　久差多智
浮石　　　松脂　　　接骨草

伊婆裏豆美乃藥　志婆里。宇味於保久矢多流毛乃
麻　　　　　　　　臕　　多滴

岐牛太乃美　壽幾皁差　會非豆乃禰　矩良羅　支理乃加波
藥實　杉房　　　　　　山葡萄根　　苦參　　桐皮

波邇以萬比藥　美馬里烏之所祕之方也　移婆里止治乃登之非差旨紀。
　　　　　　　　　　　　　　　　　　尿閉年久雖愈者方

以倍可奴留毛能里奈里

伊婆非屠豆婆　石韋　都甫空佐　萬豆耶邇　度久太味
　　　　　　　　　　積雪草　　松脂　　　蕺久菜

加波奚耶萬比 消渇病

國馳久須俚 咢婆介乃以婆里禰萬久止治宇豆支豆奴久美之。乃牟度加波支豆。波太依夜通流留母乃
　消渇尿粘閉疼熱　　　　　　　　　　　　　　　　　　　　　咽渇　　　　　　　　　肌贏痩

久呂伽禰乃非智古久壽　加良波比　都止介里乃久曾　久太岐阿止布
　鐵屑　　　　　　　　蠟灰　　　家雞糞　　　　　碎與

伽波起乃久寸俚　身宇智奴久味豆耶世於止呂依伊婆里止治天加波支寸流者
　　　　　　　　　　身體熱痩痩尿閉渇

萬久須禰　支里兌以之　麻豆耶爾　夜萬世利
　葛根　　方解石　　　松脂　　　當歸

禰以婆俚耶萬比 遺尿病
　　　尿疫病

田景苦寸俚　與以婆里波。 布師之豆萬俚豆。宇通古支之底。差女奴毛乃
　年者　　　夜尿　　　　　臥靜　　　　　如夢利　　　　　不眠

都介度俚乃支母燒　以之加兌燒　以之久流美加波　波智乃寸　波兌燒
　家雞膽　　　　　秦龜　　　　石胡桃　　　　　蜂房　　　反鼻

以豆連毛故末久太支　與吳斗爾。布師差萬酒爾豆安多依
　何細　　　　　　　每夜　　　臥

禰以婆俚乃久寸里　屠之非差之岐毛乃
　　　　　　　　　年者

久良羅　雄爾止古路　以暮治里乃寸度致　　波美　　雄止比　以豆連毛古萬久太紀安止布倍之
　苦參　蝸牛薛　　　蟷螂　　　　　　　　反鼻　　烏　　　何細碎可與

宇賀野久寸里
　雄差奈古乃禰異婆里
　稚兒瘕尿

由賣豆流美 遺精病

犬奴阿差乃味 久太支禰萬世豆保曾乃 宇依爾都介與
野苧廓 碎粘臍 上傳

目起里藥 寸倍底於乃故於牟奈止蒙爾。萬治波留遊賣美之呈。保寸表保久奈賀之伊太寸毛乃方
總男女共 交夢見 精波多流出者

加良半比久蒙里以之 伊旨阿也免 佐禰不止 半萬加良 古萬加爾久太支酒爾豆阿多布倍之
蠟灰 青礦石 石菖蒲 醴檗 雲實 細碎 可與

由免豆波利乃藥 非差之久以倍奴毛乃太致萬知具佐
久不愈 牛扁

移婆里兎貳耶民 小便閉

尿婆里布旨止治豆古記伽奴流乎門良世留乃方
尿閉 離利澄

奧隅俱壽哩 奧隅早瀬等家所之祕之方。原大巳貴命之方也
閉病

奈流波思歌民 耶萬之浦 非差吳 阿不支乃半 萬豆乃蒙依
山椒 朴確 瓠 檍 松豆乃芽

以婆利不勢乃藥 於牟那乃門能乃方
女

伽留以旨 志良豆致 訶波甫禰
浮石 白堊 萍蓬

區曾不世耶萬比 大便閉

尿塞病

師里布施乃久須里 以介味之底。伊久日毛之里布施之底。古支加奴流毛乃波。奈加奴久味與里寸流奈里
裏急 幾尻塞 離利者 腹中熱

項目	読み	注記
大師能補	おほしのね	大薺
乃牟婆良美	のむばらみ	菅實
也萬之保	やましほ	朴硝
兔岐	めき	小蘗
紀波太	きはた	阿差賀甫味 あさかがふみ 牽牛子
區太良俱寸俚	くたらくすり	師利布施。邊比里之底。二三十日毛以底坐流毛乃 不出者
保區壽	ほくす	以奴萬米 巴豆
木波太	きはた	寒水石
之保井之	しほいし	夜萬世里 當歸
加良之味	からしみ	芥子
以豆連蒙久太支萬呂兔安止布	いづれもくだきまろめあしふ	何碎丸與
甫豆古婆兔耶萬比又保豆加兔	ほづこばめやまひまたほづかめ	繪液爵病 滯勞類
相鹿久寸俚	あひかくすり	多氣相鹿上□神社所傳乃方□馬彦之乃俚
保豆古婆味波。牟太依奴區美豆。	ほづこばみはなむだいぬくみづ	繪液所担 肌熱 寸波武岐之 沫阿沫
波牟岐。	はむき	禰安世多里能民區比阿豆那區。與波禰俱留之味。 盜汗飲食味 夜疲苦
壽禰字太婆連。牟禰豆支。耶世表登裡。以婆里	すねうたばれ	壓浮腫 心禰衝 痩 尿
爾呉里。	にごり	久曾止治寸流毛乃 屎閉者 濁
耶萬勢里	やませり	以乃世保禰 猪背骨 當歸
加乃邇解久差 屑布加兔乃世以多 鼈甲	かのにげくさ	参
服部久寸俚	はとりくすり	紀瀧上之家傳乃方也 加牟河米 鼈 松脂 滿豆夜通 青礦石 區蒙俚以旨 蕨 膽 可波於曾乃伊 浮石 加留以師 硇石 非苦智 硫黄
紀良以師	きらいし	當歸母 何粉碎 白渇與 雲母
以豆連毛故爾久太岐乒由爾安太依	いづれもこにくだきゆにあたへ	欬
補豆孤婆賣乃藥	ほづこばめのくすり	須波不記之呈阿波牟岐。 都禰奈良須保乃久毛乃 夜萬師補 始豆美以旨 也萬加衣流燒 瀬 不常 吹 硇石 山蛙燒

半兔無之（ハミナシ）　反鼻
志乃禰（シノネ）　羊蹄
區良良（クララ）　苦参
禹登記（ウトキ）　澳疏
故萬訶邇久太記布勢豆（コマカニクタキフセツ）　細碎
非邇與耳之解久安止布（ヒニヨニシケクアシフ）　日夜敷與

保豆伽味乃藥（ホツカミノクスリ）
波太依佐都連（ハタイサツレ）　肌羸瘦
甫能氣奴區味（ホノケヌクミ）　火熱
伊伎太波尓毛乃（イキタハニモノ）　呼吸短促
古萬加邇久太岐（コマカニクタキ）　細碎
萬治倍安波世貞（マチヘアハセテ）　交合
須勇爾貞阿止布倍之（スユニテアトフベシ）　白湯可與

無俱路牟致燒（ムクロムチヤキ）　饂鼠
師良以之久良羅（シライシクララ）　石膏苦参
之良都知（シラツチ）　白堊

阿多波良耶滿比（アタハラヤマヒ）　痼氣病

與口苦寸俚（ヨクチクスリ）
淡海之多賀之祝等所傳方（アフミノタカノハフリトコロツタフハウ）
無奈底（ムナテ）　心
波羅古婆美豆（ハラコハミツ）　腹強急
故旨（コシ）　腰
與津依多（ヨツエタ）　四肢
寸禰（スネ）　臑
半岐爾以多民非（ハキニイタミヒ）　歴痛

之弟（シテ）
阿由美多致賀太祇毛乃（アユミタチカタキモノ）　步履難起者
無路能禰（ムロノネ）　松橘
久々里禰（クヽリネ）　莎草
滿通乃禰（マツノネ）　松根
登良能雄（トラノヲ）　天南星
屠俚加旨良（トリカシラ）　鳥頭
宇豆紀豆（ウツキツ）　弱急
故婆兒（コハコ）　疼
多依賀太記毛乃（タエカタキモノ）　難忍者
惠久里禰（ヱクリネ）　春蘭根
萬區里蒙（マクリモ）　海人草

大井氣藥（オホヰケクスリ）
阿太波良（アタハラ）　小腹
保賀美世奈爾比支波里（ホカミセナニヒキハリ）　背拘急
故婆里（コハリ）　弦急
故波俚波良乃以當味止乃和可致（コハリハラノイタミトノワカチ）
至俚賀多倶（イタリカタク）　難識
倭支我多之（ワキカタシ）　別
非太里古（ヒタリコ）　左拘

大師能禰（オホシノネ）
無路（ムロ）　松橘
久々里禰（クヽリネ）　莎草
滿通乃禰（マツノネ）　松根

雄蒙止乃念（ヲモトノネ）
萬年靑根
保多呈（ホタテ）　師乃禰（シノネ）　羊蹄

紀廣人之傳言爾（キノヒロヒトノツタヘコトニ）
須倍底阿多波良斗（スヘテアタハラト）　總痢
咪岐里乃加多以多民寸流乎故波里半良斗以布奈俚（アキリノカタイタミスルヲコハリハラトイフナリ）　痙腹又方云
又不久利都支安賀俚（マタフクリツキアカリ）　又不久利都支安賀俚　陰區上衝
阿太（アタ）

倭留毛乃乎安多波良止志（ワルモノヲアタハラトシ）
急者
咪岐里乃加多以多民寸流乎故波里半良斗以布奈俚
痙腹

破良耳邇底（ハラニニテ）
古旨比支以太味旨（コシヒキイタミシ）　腰擊痛
不俱禮大禰布久禮破豆奈耶牟蒙能奈里（フクレオホネフクレハツナヤムモノナリ）　陰囊腫破蓮豆

陰囊腫懊

阿多破良乃藥 牟禰倭吉爾都紀。非支以多民。美豆波久毛乃。又布倶里豆岐乃方 夜萬母勿加波 依非寸加
胸脇　　衝 痛　　　水吐　　陰嚢　衝　　楊梅　　胡椒

羅民 久差波多乃味
木綿子

同安多波良藥 不倶利豆岐爾毛與旨 依比久差 加羅之美
陰嚢衝宜　　　　　芍藥　　　芥子

惠太壽區裡夜萬比
風濕病

美門久須里 由依奈久之底。多那寸依字豆支。須禰字良區留布之宇豆支。多依賀太支毛乃方 以之味加波 阿萬岐
無故　　　手足疼　　脛踝疼　　　雛忍者 甘草

依太寸久里乃區寸哩 之婆俚久差 於邇渡古路 都支由味 耶萬宇里 加良多萬 以之味加波 阿萬岐
　　　　　革薜　　　　　　　　　　　　山瓜　　桂枝　　杜板歸　　甘草

加武屠禰
鳥頭

波古耶奈岐 久區里禰 禰布里乃木 加武屠禰 以乃古豆智 波知寸乃波
白檮　　　莎草　　　合歡木　　鳥頭　　　牛膝　　　蓮知葉

加多豆紀耶美
肩背痛病

布良世倶壽里 加多通支波。 禰布里乃木 之良以之
　　　　　　　　　　　　　合歡木　　石膏

多久味 久良良
貝　　苦參

布師久良耶萬比
尰膝風病

世奈宇那治爾 都支古婆味。以多美豆於曾解寸留毛乃也 支婆太 阿波暮加
衝強急痛　　　　　　　　　　　　　　　　　　　　　藥　升麻

津島久寸里　布之區良解波。於曾解豆民宇智甫解奴久味之。寸禰非差賀之良。大爾宇豆支以多味豆。阿古太
　　　　　鶴膝風氣　　　　　懸寒身體火氣熱　　　　歴膝頭　　　　　疼痛　　　　　　紅南瓜

乃吳斗久波連。乃智爾奈加久差里。宇民之留乎以太寸母乃
　　　如腫　　　　後中腐　　　　　膿出者

萬區豆禰　寧布俚乃木　加布屠禰　奈留波治可味　遠民那可豆良
葛根　　　合歓木　　　鳥頭　　　山椒　　　　　芦薈

敷寄藥　壽禰非坐古婆兔宇豆岐豆。以呂加奴蒙乃爾。之紀波豆冥豆。旨解久加由倍之
　　　　歴膝強疼　　　　　　　不色付者　　　　　傅俗　　　　　散可换

屠宇壽　補倶智　衛倶裏禰　滿都耶邇　登母邇久太紀豆故萬加爾旨。夜萬乃以蒙禰乎表矢奈萬世豆俊萬巳
響石　　虎寅　　森蘭根　　松脂　　　共碎　　　　　　細　　　　薯蕷　　　　　　押和粘

萬治倍。　乃倍旨紀。以久太比毛加倭良介訶由倍之
交　　貼敷　　　幾度　　　　　　換

伽比耶民
　　虫病

中勝藥　阿津乃中勝之所傳之方也
　　　　　波良奈訶宇豆岐弟故波俚。可民半基。美豆固支旨豆。蒙止都加非乃和差
　　　　　腹中疼　　　　　拘攣　　嘔吐　　水利　　　　本蚖蝮

倭比寸留毛乃方

滿久俚　多波基　雄母屠禰　阿麻記　禹智紀
海人草　　　　萬年青　　　甘草　　溲疏
　　　　　　　　　　　　　　　　　蚖
　　腹抑　　拘攣

佳比乃藥　奈加無之波良古波里寸流
　　　　　　　　　　　　　　蛻

阿世甫　蒙智以乃加波　豆解止俚苫會　粉爾久太記安登布倍之
馬醉木　冬青樹皮　　　家雞糞　　　　　碎可與

差加豆依夜萬比 酒潰病

伴屠藥 北瀬之田人乃所秘之方
　嗜　火酒乎多之民豆大爾惠比。美豆乎乃無者。都禰耳非也差介乎須多俱乃無
乎太之兔流蒙乃。和差依耳奈流。　水呑　常冷酒　呑
　禍成　加布倍禹致豆。波奈布久俚宇豆岐。能牟度太々里旨。宇美波紀智波支之。
叉咊禹致波連。美豆故幾之。頭痛　鼻脹　咽爛　膿吐血吐
　身體腫　水利　智久曾古記夜萬比坐流乎。酒豆依里斗以不奈利
波美燒　伊師加兔燒　美豆故幾之　血尿利不絶　云
　反鼻　蠢　龜　非差吳　加井古　久太岐豆安止布
　　　　　　　　　蚕　砕　興

於遠須夜萬比 癉病

雄乎須波。旨多故牟俚豆蒙乃伊布古止婆屠貳萬俚貞美美佐渡支母乃。古連乎故屠地止毛言布
　舌強　物云　耳聽　是曰閉

阿之奈返耶美痿躄 痿病

耶萬加賀稚乃伊　非紀乃阿布良　阿遊美耳奈返資非留蒙乃又波宇豆岐寸流毛乃於南慈
　蟒蛇　蟾蜍油　　步行癈輝者同　　　　　　痿

舟越藥 阿旨那倍乃藥
　噎
　母解乃民　布壽禰　多豆乃記　波智伽民　屠宇須　矩壽乃基
　木瓜實　附子　接骨木　生姜　響石　樟

屠裡兔夜民
　雀盲病

久良日也美乃藥　登里乃時爾久羅倶奈利伊奴乃止紀壽久連婆。　安支良加奈流返之保加衣阿愈味遊支賀多師
　　　　　　　　　　　　　　酉　暗　　戌　經過　　　　明　　　　　　　　　　　外　步　離　行

矩萬乃伊　豆倶燒　萬地依阿止布
熊臉　　　木兎　交奧

宇倭非耶民 表隔病

津守藥　宇和比乃母能加多致架須美豆　佐太伽奈良流乎伽牟留方
　　　　　　　　　　　　　　　　　　　　　　　止
　　　　外障者形露　　　不明　　　　　　　　　　　　　　　　　　也

久良々　師乃禰　屠念俚故
苦參　　羊蹄　　泰皮

波羅旨藥　宇倭比乃目加伽里母乃耳差旨古無方奈里。日爾五多比寸返之
　　　　　　　　　　　　　　　　　　　　　　　　　　　　　　　五度
　　　　表隔　　　　　　　　　　　　　指込

矩須夜邇　久萬乃伊　度宇壽
樺臘　熊臉　礬石

以豆連毛古滿久太岐。　寸俚都久旨。　豆旨爾萬而依奈萬世宇流和之貞佐之故無倍之
何　細碎　　　　　　擢盡　指込　　　　　　交　　　　　　　　　指込
　　　　　　　　　　　　　　　　　　　　　私潤

奈伽非夜民目 内隔病

和氣貞口之方奈里　奈伽比波萬那古以之牟古斗奈之。禹智爾圭布里乃吳斗岐志路解乃阿良波流。蒙
　　　　　　中隔眼痛無　　　　　　　　　　　眼内如煙　　　　　　　　　　　白氣現

川越藥　乃見依和支賀太之　俱倭故　久良・旨良以師　登里阿之　伽能邇解久差
　　　　　　　　難別　　苦參　石脊　升麻　人參

乃見依和支賀太之
　難別

中毘乃非甚藥　奈伽比乃下與里上爾乃保世豆。人見玉乎表甫布母能乃方
　　　　　　　中障　　　　　　　　　逆上　　瞳　者

久萬乃伊　苦須也爾　安差利乃玉　阿保度寸　夜滿之浦　爾寸那
熊膽　　　樟膽　　　淺蜊　　　　皂磐　　　朴硝　　　丹砂

古萬久太支。須壽兒乃伽比古爾萬地依貞目奈古耳差旨故無倍之
細　　　　　雀卵　　　　　　　交　　　　　眼　　　指込

那伽非上乃甫世寸流藥　中比上與里下爾久太留毛乎。上耳非支安俱流方奈里
　　　　　　　　　　　中隔　　　　　　　　　　　　　　引上

久太岐奈夜之豆。頭乃伊太支爾奴里都介貞二十日安萬里爾以由
碎　　　　　　　粘頂　　　　傳　　　　　　　　　　　　愈

伊奴阿佐乃美　以奴萬米
野芋麻實　　　巴豆

佐保非賣　岐萬壽伽美　止俚阿士　須萬路　之乃根　加乃邇介久差
地黃　　　青　　　　　　　　　　天門冬　羊蹄　　人參

出雲藥　出雲國之國造所傳之方也
　　　　萬奈故伊多味那久。日乃非伽俚乎於暮依寸。安岐良耳美由流吳斗之。中耳字味阿留毛乃。
　　　　眼痛　　　　　　日光不覺　　　　　　　明如見　　　　　　　　　　膿有

宇豆岐目　阿伽兒　多太里目　止里目乃蒙乃耳安多依
疥　　　　赤目　　爛　　　　　畫盲者　　　與

阿基之箆目夜美
清盲

阿鬼師比乃藥
萬奈故伊多味那久。日乃非伽俚乎於暮依寸。安岐良耳美由流吳斗之。中耳字味阿留毛乃。
眼痛　　　　　　日光不覺　　　　　　　明如見　　　　　　　　　　膿有

俱呂紀毛乃。又安保支毛阿裡。伊豆禮毛非岐藥乎安止布倍士百日耳以由流
黑　　　　　　有　　　　　　何　　　　　　可　　與　　　　　　　愈

萬奈古夜美須倍豆以豆連耳毛與旨
　　　　　　　總何　　　　　宜

阿甫無冥乃美乎差爾屠里佐里貞雄之。兌寸乎師暮里多良世豆。日耳差羅之。加多女。
青梅實核去　　　　　　　　　擣滷　　　　　　　　　曬　　　固　　爾麻世豆目耳佐之古
　　　　　　　　　　　　　　　　　　　　　　　　　　　　　　　　　　　　　粘合指込

兌

布屠俚萬奈古藥　久呂麻奈古玉布止里智良介貞旨兪流毛乃方
　　　　　　　　黑眼太散

致目乃藥　久地良乃伊乎禰萬之阿波世豆奈萬佳之非久倍之
夜滿伽賀致乃伊。　鹹膽粘合傅
蝶蛇膽

宇稚迷乃藥　登宇寸　乎仁止良伽之豆。目乎阿路布倍之。又非多主毛與士
　　　　　　礬石　　煮溶　　　　　可洗　　　　浸宜

區差難岐乃伊　打　多太連布差比豆。蒙廼耳有智阿多俚以多味奈寸也
睂猪膽　　　　眼　爛　　　　　　物廼耳打當痛

追幾半禮藥　度有寸　古萬可爾久太基禰里安波世豆。目爾非介與
　　　　　　礬石　　細碎煉合

以奴安沙之美　羽豆鬼目爾與師
　　　　　　　疼

由紀美豆爾非他　保之無米　夜萬世里　目喜　賣俱舍
雷水浸可洗　　　干梅　　　當歸　　　小藥　　薄荷

又波區沙奈紀乃伊乎水爾斗支通具流毛餘路之萬府多爾毛奴流
野猪膽　　　　　　溶傳　　　　　　　　　　　　　　瞼塗

廼無屠乃禰也民
　　咽喉腫塞病

大瀧藥　有土廼久須之乃能俚也　　廼牟度。波連宇豆紀。登地寸流毛乃方
　　　　　　　　　　　　　　　　咽　　腫疼　　　閉

滿苦寸故 葛粉	響石
度有須	

古萬加耳久太支弟府喜故牟倍之。 吹込
又多倭支乃美乎毛久太岐蒙知由 碎用

張差紀藥 細
硒牟度非致波。 咽塞
爾和加耳波連屠地豆。 腫閉
以記加波士雅他岐蒙乃耳。 呼吸難 通
波連府世乎耶武理豆以由 破傷 愈

屠良乃雄乃奈萬官留乎。 天南星生汁
士硒久 篠竪

支耳豆府紀以留倍之。 吹可入
又以奴滿米乎區太岐豆布久毛與士。 巴豆碎 吹宜

安宿久須里
硒牟度登地布差岐豆。 咽閉塞
波流留母乃能方 腫

止致乃美燒 樸 實
牟久路牟智燒 蟋鼠

久太支豆能牟止爾布紀以連貞與之 碎
吹入宜

美味乃耶萬比 耳 聹耳病

播豆藥
美味之比豆。 怨 無聞事
多致萬智耳紀久古斗奈久。 中鳴劇者
那伽奈俚波解之支毛乃能方也
爾豆美乃支母乎差支止里豆 鼠膽 裂

爾加之留乎美味乃宇智耳之多良世口 苦汁
美味乃保止里波連豆。 耳邊腫
宇智多太連禹豆岐。 瀝中爛疼
之多太里奈賀禮以豆流母乃硒方奈里 瀝出者

美味多里乃藥
美味乃加萬肖乃加萬寸味 釜臍墨
以之阿耶兔乃禰久岐乎紀里豆古萬久太岐口寸依耳奴俚豆介貞。 石菖蒲 根莖切細碎 傳

師路母乃 輕粉
安奈乃宇智爾差指 穴中

之以連倍之入（しいれべし）

會津藥（あひづぐすり） 須倍貞美味以太味（すべていみいため）。波連宇豆岐之底（はれうづきのそこ）。奈里之比流毛乃方（なりしひるものかた）
總耳痛　　　　　　　　　　　　　　　　　腫疹　　　　　　　　　　鳴聲

之良豆智（しらつち） 波里寸比以師（はりすびいし） 大師乃禰（おほしのね） 止里阿之（とりあし） 加乃爾解久差（かのにげくさ）
白堊　　　　　　　磁石　　　　　　　大黄　　　　　　　升麻　　　　　　人參

波奈乃耶萬比（はなのやまひ）鼻病

波奈多太連乃藥（はなただれのくすり） 半奈以季止治豆比吳依奈寸（はないきとぢひごえいなす）。乃年度布差岐波奈之流多流毛乃方（のむどふさぎはなのしるたるもののかた）
鼻息　　　　　　　　　　　　　　　　　　閉失聲　　　　　　　　　　　　　　　咽塞　　　　　　　　　　　　　　　　濃垂

廣田喜藥（ひろたきぐすり） 半奈阿圭比耶美乃波奈阿加味波連不久連豆（はなあけびやみのはなあかみはれふくれつ）。加由賀流母乃方（かゆるもののかた）
　　　　　　　　　　　　　鼻赤腫服　　　　　　　　　　　　　　　　　　　痒

阿俚乃非布岐（ありのふぶき） 之乃禰（しのね） 惠比寸久須里（えびすくすり） 耶波良久差（やはらくさ） 雄保宇波良（をほうばら） 加由賀流母乃方（かゆるもののかた）
桔梗　　　　　　　芍蹄　　　　　黄蓍　　　　　　薇　　　　　　雄薊　　　　　　　澳

耶未制俚（やまぜり） 差甫非兒（さふひね） 於保之乃禰（おほしのね） 久連波奈（くれはな） 須比寸比（すひすひ） 布師俱流味（ふしくるみ） 阿萬支（あまき）
當歸　　　　　地黄　　　　大黄根　　　　紅花　　　　金銀花　　　　五倍子　　　甘草

阿智速雄藥（あちはやをぐすり） 波奈阿介比。布久連久解豆豆良久保良士寸流母乃能方（はなあけひ。ふくれくげつつらくほらしするものののかた）
　　　　　　　　　　　　　　　　　　　　　　　　　　　　　　　　　　者

萬都耶邇（まつやに） 師路蒙能（しろもの） 以奴萬米（いぬまめ） 之良津智（しらつち） 保久致（ほくち） 免差免紀（めさめき）
松脂　　　　　輕粉　　　　　巴豆　　　　　　白堊　　　　　硫黄　　　　　　薄荷

古萬加爾久太岐阿波世豆古兒乃須爾禰里。念耶之貞。與斗非爾六多比奴里豆介與（こまかにくたきあはせづこねのすにねり。ねやのさだ。よとひにむたびぬりつけよ）
紅碎合　　　　　　　　　　　　　　　　　　醋煉里　粘耶之　　　　　日夜　塗傳

師多乃耶萬比（したのやまひ）舌病

川卷久須里　川卷部峯次等之所ㇾ傳方也

良氣豆季乃方奈里

田那元久壽里　貞通口口等乃祕世留方

乃方

古萬久太岐豆都久倍之　宇豆岐耶末差流波。以之久流味加波乎久波由倍之
　細碎　　疼不止　　樂寶皮加

波故倍良　耶萬之保　多多良伊
　蘂藏　　朴硝　　石龍芮

免俱差　屠宇寸　之保以師　支波太　安滿支
　薄荷　礬石　　硝石　　蘖皮　　甘草

阿差香久寸俚　於矩婆乃宇豆支奈於曾解之貞。無之波味夜萬坐流乃方
　　　　　　　牙疼　　　惡寒　　　　　　　　蟲喰不止

無師牛民耶美　齲病
　　　蟲喰齒病

奈須比燒　耶萬之甫
　茄于　　朴硝

古萬伽爾久太岐豆　波俱支禰爾豆久倍之
　細碎　　　　　　傅

葉牟旨乃久寸俚　奴加婆。貴婆乃。屠之於比。拔介表津流萬依乃宇豆支。判俱奇巴連寸流毛乃方
　　向齒　　　牙　　　年老　　前疼　　　　　　齦腫

師多阿加味布久連。宇豆岐。又波久呂解宇豆岐。波久岐波連。
　舌赤服　疼　　　黒疼　　　斷腫　　　　白之

久智乃奈加波豆。之多宇豆岐。久智非流差介貞加波支。智以豆流
　口中腫　　　舌疼　　　　唇裂乾　　　　血出

阿保度寸 訶萬止須味 之甫以旨
響石　百草霜　凝水石

古滿加丹久太支 阿波世豆。以比爾滿治依貞禰萬之豆。波宇衣爾津久留
細碎　合　棚交粘　齒上傳

於牟那乃耶魔比
女那乃耶麻病

都支差波里耶萬比
月障病

豊良區須俚 松浦岑麻呂乃家所ḻ傳而元波武內乃宿禰乃能里奈里

久又波阿布連寸須味之呈。雄保久於矩令寸流蒙乃方
滛進　多後

阿伽佐 雄味那加豆良 加和甫禰 宇滿支太師 耶萬世利 阿加麻久佐 非流牟旨路 多萬伽波 禰布俚
薮　萼　蓱蓬　體勝草　當歸　澤蘭　苦菜菜　桂皮　合歡木

須倍豆於牟那乃月差波里。甫曾里寸久那
女　月障　經少

乃岐 奈流波智加民
山椒

區差波多乃美 母蒙乃差禰 兒波治支 於味奈加豆良 波良以多民貞差波里夜兒。豆波俚寸流蒙乃能方
草綿寶　桃核　荒蔚　鳶　絶倕見　與布　腹痛　月水止　惡阻者

月美區須里 都規佐波律乃與度味衰久連又波太反豆萬多美由流禰安止布
月水　淀後

智與徒美乃藥 布流智與味豆。奈伽依爾甫度奈里。
古血淀　腹中塊

以乃古豆稚 奈流半智加民 羊蹄 之乃禰 阿加萬區差 非支乎古旨
牛膝　山椒　澤蘭　延命草

足上久寸利 奈賀致美地乃。漏下

非紀袁古之 志萬訶良美 止良乃雄 小腹雅味宇豆岐之弟奴久味寸流母乃
延命草 天南星 以乃故豆智 宇豆岐寸流蒙乃能方
牛膝 之乃禰
羊蹄

結城久須里 智味遅乃保止波之里。血味
疼者

波之字屠燒

久太岐貞。差介爾於路之貞安多依倍之
碎 酒

於保良久寸利 甫曾和支保屠甫里豆。保曾賀味宇豆支寸流母萬能方
臍上疼者

無吳路牟智燒 耶波豆燒 久太岐弖安止布
鼯鼠 狼抱草 碎 與

師良智耶萬比 又古之介
白血病 滯下

片岡久寸俚 川邊石積乃田道等家之方也
腰氣 古之解乃都禰爾多依奴毛乃
營不斷

智智耶 阿保與母岐 加良波比 紀波太 加波多介 差々解
白茅 黃花蒿 蠣灰 蘖皮 非流牟之路 加多介 與母岐
菩薩栄 苦竹 豇豆

故士解乃久須里 白之良美豆乃。久智矩差氣母乃咃之多里以豆流毛乃方
臭出

於保阿差乃葉燒 度宇須 耶萬世里 伊乃古豆智 久太支阿止布
大麻 礬石 當歸 牛膝 碎 與

檪谷久須里 師良味豆乃 白水 以路母乃萬治波里貞志太流乎。禰豆介里止以比。奈賀連致止奈流母乃奈里

萬豆耶爾 松脂 度宇須 礬石 久差波太差禰 草綿實 豆加爾燒 毛鹽 久太岐阿止布 碎奧 瀝 墜子 長血 成

那賀俚致久須里 差波利乃 經水 豆加爾燒 毛鹽 通俺爾多反壽之多利。常爾不斷瀝流不止

豆雅爾 紀里乃波 桐葉 阿加差 蘘草 禹萬紀太師 鹹腸草 久路世乃差禰 盧栖實 奈賀連豆耶萬寸。身宇智波連婆牟母乃 身體腫黃者

通波里耶美 惡阻病

佐野邊久壽里 大和國添上賣太主乃家乃方也 女爲那乃蒙能解爾豆。加味津紀之。以比乃氣乎宇止美久良波 嘔 飯 疎不食

壽 須婆里母乃乎故乃牟乃 醋味氣 好 保會久味 宇兔乃波那 萬豆甫度 梅 牛夏 花 茨苔

都波理久壽里 牟奈加返士之豆波利。反胸 惡阻 能味久良比世寸。不飲食 波良味豆和哥智賀多支者 受胎 難別

屠選乃袠 天南星 波治加味 於介良 滿通保度 兔波治紀 保會久味 保士牟女 本瓜 生姜 白朮 茨苔 荒蔚 牛夏 梅干

阿連解乃和邪 產氣 臨産 母解 胸惡阻

鍬山久寸里 阿連解豆支豆。腹中小腹痛 奈加保賀美以多民 美豆袠理之貞安連加奴流母乃能方 水下難產 產氣

雄味那訶豆良　都支乃木　耶萬世里　久連牟治可民
弓　楓　當歸　生薑

阿良制乃俚又波也萬世
産方　隨生

波耶兌久須里
産藥

阿連解豆支寸流屠支乃方
時藥

屠智乃美燒
榛實　細碎

故萬久太支水爾豆阿止布倍之
細碎可與

同乃前久寸里

差佐支燒
大角豆　細碎

古萬久太岐豆阿通由爾貞阿止布倍之
熱湯可與

阿連萬度依倭差
雞産

寸美阿良世乃藥
産氣

阿禮解豆記豆。時宇通里。袁久連。日袁返底。
後　經

不産　阿良世坐流母乃爾。大爾之流師阿里。

雄區萬乃伊
熊膽

師路米乃大差保度爾萬呂米豆川美豆爾豆母智由
白豆　程丸　用

智阿連倭邪
流産謂

智阿連倭邪
流産謂

三和邑久須里
孕

波良女四五月乃故呂乎比。奈加古波里之豆。美豆。智保度。大爾那賀連以豆流母乃乎。智阿
頭　腹中拘攣　水豆　血塊　流出森　血智阿

敗禮止以布

久差波多乃味 草綿實 登良乃袁久佐 天南星

智布流比倭邪 血 慄 禍

廣闘久須里 宇不女身布留比豆阿世多流波。布流智乃甫世奈流倍之
產婦 汗出 古血上逆

萬通乃母依燒 阿加紀燒 登致乃味燒 久太紀阿豆由爾豆阿止布
松芽 赤木 橡實 碎 熱溫

深川部藥 致久良美倭差 智會里
血 眩 禍 血反

多致萬地那可宇豆岐豆。多依雅他久奈流波。不流致乃阿流奈里。奈通保度通訶連天毛阿止布
怨 腹中 難忍 古血有 何程疲 興

久佐和多差爾燒 非流牟之燒 以之味加波 女波治支 加良波比
草綿實 天南星 飩魚 水蛭 杜板歸 芫蔚 蠣灰

久太岐豆安止𣴎倍之
研 可 興

表佐那吳乃耶滿比
效 兒病

曾俚耶萬比 鸞癇
反 張

資母江久寸俚 葛部重明之家之方 於差奈吳乃。宇依曾俚解豆支。多奈寸依久區萬里布留比。滿奈古加味豆
稚子 上背反張氣 手足搐搦慄 眼上竄

萬里。奴久味豆。久比通女寸流毛乃
熱 口嚌

登良乃袁　久須耶邇　耶麻之甫　保久致　多介乃阿良　久萬乃伊　久太岐豆伊乃師流爾禰里母致由
天南星　棒膽　朴硝　硫黃　竹瀝　熊膽　碎　飯汁　煉用

曾利通支乃久寸里　楚野豆阿也布紀。　與通依太非衣解寸流毛乃方　故萬久太支豆伊乃之流爾貞禰也之阿波世安止布倍之
反張　四肢冷氣　細碎　飯汁　合可　與

以奴萬米　波知訶民　加雅智乃伊
巴豆　生姜　蟒蛇膽

須久母太依耶萬比 驚 病

矢部津藥　紀島重忠家所レ傳之方也

宇致非依。　十日阿萬里毛久留之味通加留流毛乃奈里　壽久蒙太反波。　多奈寸反師治萬里。　萬奈故楚良爾都兔。　古紀波支之弟。
良懍冷　餘　苦疲　強直悶　手足筋詰　眼上視　吐瀉

登里伽師良　止良乃袁　久連波奈　保止度紀壽　雄保萬由　都暮久佐　久寸耶爾　萬豆耶邇　久差奈紀乃
鳥頭　天南星　紅花　杜鵑　山蛋　慈雲草　樟膽　松脂　野椿膽

伊多萬加波　故萬久太紀弟阿止布倍之
桂皮　細碎可與

海部久寸俚　身布流比之底。　久比之兒。　之多古波里。　阿耶布支毛乃
蟾酥　慄　嚼　舌強拘　之多古波里　阿耶布支毛乃

非紀乃阿武良　多介乃阿武良　久寸耶爾　佼萬之保　久太支萬治依萬路免弟水爾豆阿止布
蠟酥　竹瀝　樟脂　朴硝　碎突丸　興

無寸故婆冥耶萬比 瘄 病

蒸拒

眞足久須俚　牟寸孤婆免波。　半太依耶通令弟波羅布久俚之。　波奈褊阿加昧多太令貞民豆古紀之天。　乃牟度加
蒸拒　肌太依　贏投腹眼　鼻奈褊赤　爛　水利　咽牟度渇

波支母乃久比阿良紀毛乃 䑛
雄保萬由 萬久里母 波萬多加那 萬通保度 久良羅
山薑 海人草 葦薜 茯苓 苦参
雄谷久須里 川志方口谷兼行乃家所レ傳乃方
流母能乃方 無之古婆兒乃。加禮婆世於止呂依。波邏不區里貞久曾非俚寸
破致寸美 都解乃伊 區寸也爾 奈加久差 伽波甫利 非紀燒 保區寸 久良遲 故萬久太岐豆禰也志萬
蘫實 家雞腹 樟腦 白頭草 蝭蟧 鰿雪草 硫黄 苦参 細碎粘丸
路兒阿通由遍弟阿斗布
熱瀁興
牟寸波民乃藥 古婆兒乃耶都禮袁止侶衣多流毛乃爾興之
於甫禰牟師燒 加多津不俚燒 牛兒 宇美吳 波爾以之 豆甫久差 古萬久太岐以比爾萬路兒豆阿止布可
癭瘇痍者 蜗牛 反鼻 地石 稙雪草 細研糊丸
伽非耶萬比 奈加牟之介
蛕虫病 腹喫虫
海神久須里 和良倭倍乃牟奈豆紀之豆以多民。於曾氣奴久美乎加和制寸流蒙乃波以比布久路乃宇致爾加比無
童心衝痛 惡寒熱交飯袋中 蛕虫
之阿留倍之
有

雄蒙登禰 薩年青　滿久俚毛 海人草　大師乃禰 大黄　宇治久差 山馬蝗 奴奈波 蕁榮

久曾宇治乃久寸俚 奈加以多味豆久楚爾之良無之久太流毛乃 白虫瀉　阿布致禰 棟　阿滿支 甘草　阿世蒙里 奴奈波

加多可比耶萬比 平止美豆波里 穀渡小兒懸阻

伽牟波 樺皮　夜魔美流 山海松　於母止根 萬年青

白水良藥 和良倍乃奈加甫止以多美 童腹中痛　身宇致奴區美 身體熱　區智加波紀豆 口渇　伊婆俚阿佳味 尿赤　又波味豆古紀寸留母乃 水利

竝爾乎止美乃波良布久留毛乃 魁腹脹

萬都保度 茯苓　耶萬比良羅岐 巴天䖝　美久利禰 莎草　加乃爾解 人參　耶萬佳比流 山蛭　非牟路美 花柏實

伊蒙伽差 痘瘡 又毛賀佐

蒙加差。 萬多以母屠母以布。 袁差吳乃波治免伊蒙奴久美之豆。 稚子始痘　熱奴久美之豆。 口喁　久智加波紀寸流乎。 煩熱　保斗久俚斗以布。

萬久壽 水楊　加波耶奈支 生姜　波智加味

伊蒙乃解乃奴久美都與久。 目久留免紀。 胶　久比津免豆久流之牟母乃。 嚙諸苦　雄區萬乃伊乎水爾豆阿止布倍之。 熊膽與　又阿差 牽牛

加保美乎久太岐毛智由 子碎用

伊蒙保路解乃藥(いもほろけのくすり) 奴久味解(ぬくみけ)熱氣。久智加波紀耶民弟(くちかはきやみおとと)口喎止。都良非多比爾(つらひたひに)面額。以母波久美依(いもはくみえ)痘胸臆。宇泥多太牟紀(うでたたむき)。阿奈比良爾(あなひらに)附

智知布久連寸流母能(ちちふくれするものの)古故與可良寸(こゝよからず)。以路安之支乃方(いろあしきのかた)色惡

倭非乃伽比(わひのかひ)加差母智(かさもち)都致多良(つちたら)雄保萬由(をほまゆ)阿萬禰(あまね)
厭 胸 白芷 獨活 山蜜 甘草

宇美豆岐(うみづき) 臆

伊母宇美阿賀里乃久寸俚(いもうみあがりのくすり)身宇致爾布久連波里豆(みうちにふくれはりつ)。宇美豆乃里寸流時爾非良邊岐以多牟波(うみづのりするときにひらよぎいたむは)。波俚與之(はりよし)。加由(かゆ)
身腫 臆 痛 痒

解豆支豆(げづきつ)。加支耶武流母乃波阿之(かきやむるものはあし)
攪破 惡

加武止久差(かむとくさ)耶萬世里(やませり)加差母智禰(かさもちね)波古夜那岐(はこやなぎ)之良加世(しらかぜ)
烏頭 當歸 白芷 白楊

以母寸婆味(いもすばみ)

壽婆味乃久須里(すばみのくすり)加支耶武里豆久路解豆支(かきやむりつくろげつき)。宇美之留奈久(うみしるなく)以支太波之紀母乃(いきたはしきものゝ)以母久差支母乃(いもくさしきものゝ)
攪破 黒氣 臆 息迫者 痘臭

寸流毛乃(するもの)加多差介爾阿豆止布俙之(かたさけにあつとふへし)。紀婆加味(きばかみ)
醇酒 可與 牙嚙

佐坐紀燒(さきやき)。於甫根牟之燒保止屠支壽燒(おほねむしやきほとときすやき)久太支豆(くだきつ)。
大角豆 螢 杜鵑 醇酒

以差奴美乃藥(いさぬみのくすり)以母加波支久呂味豆波奈智多俚(いもかはきくろみつはなちたり)。美豆古紀之貞(みづこきのさだ)。阿也宇紀毛乃(あやうきもの)
痘爛黒 岬血垂 水利 危

海龜 贈	宇味加兒乃伊乎爾乎阿止布

能解以毛耶美 又乃屹以毛
麻疹盛 世痘

八田藥
乃紀伊蒙乃半治女。
始 熱久味於曾解豆支。
悪寒
加味氣之豆身以多味。
麻疹拜 癢
乃支都支加由久。
疹赤 膿
保呂世阿可味不久

連寸流母乃方
麻疹者

倭良比乃伽比 波治加美 多智乃加波 訶武止根
蕨 生姜 橘皮 鳥頭 紀太支寸
波萬爾雅奈 袁介良
防風 白朮 阿萬支
甘草

能介以門差萬之藥
七八日乃能智爾奴久美寸流古斗耶萬差留母乃
後 熱 不止

乃世里 以多智久差 耶麻井良遷岐
柴胡 羊蹄 狼毒 巴天蘞

加布倍賀佐 乎毛久佐
禿瘡 面瘡

雄母久差乃藥 於差奈孤乃訶布辨爾久差非呂岐。
幼兒 癢處 佳由解。
多波之流之多里以底。
澁汁瀝出
久佐解之毛乃
臭氣
久佐以奈岐乃伊之流爾禰里阿波寸
汁煉合

伊奴萬米 大師乃禰 都暮久佐 積雪草
大黄 井波伽之波
細萬久太支天。
碎
野猪膽

於母久差爾豆目波連不佐久乃久寸俚
面瘡 腫塞 藥

佐々解 士路萬兒 久太岐通久倍之
大角豆 白豆 碎

歌差區佐耶萬飛(かきくさやまひ)

差(瘡)　癬(瘡)

制發寸(せはつ)。發(背)　返壽美加佐(へすみかさ)　疥(瘡)

世奈伴寸波(せなはすは)。 巴治兇美宇致奴久民豆於曾解制奈爾阿半都武保度乃布久連之豆。始(身體)熱(惡寒)背(粟粒程)脉　甫止里阿加味(ほとりあかみ)。熱非良邏岐(ひらいき)。疼又
河由解之底(かゆけしそこ)。久呂味多太連(くろみたたれ)。阿奈豆岐(あなつき)。半智寸乃美乃吳斗區久暮味(はちすのみのごとくくほみ)。脉（蓮實）篷(後)乃致波(のちは)。阿那雄保久難里(あなをほくなり)。非路岐久(ひろきく)穴(多成)　廣處(ひろところ)
差里(さり)。世那宇智爾多太里(せなうちにたたり)。宇美士流於保久奈太連以豆留(うみしるおほくなたれいつる)。那伽爾宇記之士布支阿賀里豆以泥流斗毛(なかにうきしふしあかりついてるとも)。满多(また)
背中欄　膿多垂出　中浮肉吹　出　復(また)

平津倍之(おつへし)。落(おつ)

波兇(はに)。 豆伽爾(つかに)　士乃禰(しのね)。 以多智久差(いたちくさ)。 阿里乃非布紀(ありのひふき)。雄美那可豆羅(をみなかつら)。
反鼻　毛蟹　羊蹄　連竁　桔梗　蒿藋

師路母娷(しろもにへ)。久寸也通(くすやつ)。 波智寸多俚(はちすたり)。 須岐耶邇(すきやに)。 爾太以之(にたいし)。 伊乃阿布良(いのあふら)。 故庇伽爾久太支(こまかにくたき)。 安波世禰也之貞(あはせねやしてい)。
輕粉　禪臘　蜂蜜　杉脂　丹參　豬油　細碎　合粘

能倍加久返士(のへかくへし)。 傅

世伴須乃藥(せはすのくすり)。 大爾久智多太里乃毛乃(おほにくちたたりのもの)。口爛

紀多支寸(きたきす)。 差保非賣(さほひめ)。 阿里乃比布支(ありのひふき)。 耶萬世里(やませり)。 於保萬由(おほまゆ)。 耶萬乃以母禰乃於里(やまのいもねのをり)。
牛房干　地黃　桔梗　當歸　山薑　薯蕷　柴胡

返須味奴支屠俚藥　返須民。波治兔奴久美於曾解之呂。都良宇提爾。阿加味布久連宇都支波解之久。阿波豆
　ヘヒソシ　　　　　　　　　　始疗　　　　　　　　　　　　　　　　　　　　　　　　　　　　　　　　　　アハツ
布乃呉斗久　乃致久呂美久差連豆。久留之牟倍之。波也久奴奇屠流倍之久路解奴介豆以由　　　　　　　　　如栗
ノコクトク　後黑　　　　苦　　　　　　　　　　　　　　　　　　　　　　　　　　　　　　　　　　　　　　
　　　　　　粒腐　　　

耶萬阿久　　以之婆伊　加良波比。萬治依阿波世豆。水爾爾通賣。禰也齊貞。　　　　　　　　　　　　　　　
ヤアマク　　石灰　　　蠣灰　　　　　　　　　　　　　　　　　　　　　　　　　　　　　　粘　　　　　　　
　　　　　　　　　　　　交合　　　　早拔　黑氣拔　　　　　　　　　　　　　　　　　　　　　　　　　　　

同奴喜藥　　壽婆比　　非世牟之　古萬久太岐豆師支加久倍之　加差爾之久倍之　　　　　　　　　　　　　　
ヒシクネキ　銅炭　　　
　　　　　　　　　細碎　　　　　　　敷傳　　　　　　　　　痛　　　　　　　　　　　　　　　　　　　　　

反壽美乃藥　始於曾解豆波留流時乃方　　　　　　　　　　　　　　　　　　　　　　　　　　　　　　　　　
スミノ　　　　　惡寒　　　

耶萬世里　　於民奈伽豆羅　佐保非兌　加良多萬　奈流波治加民　阿萬支　　　　　　　　　　　　　　　　　
ヤマセリ　　蕁　　　　　　地黄　　　桂枝　　　山椒　　　　　甘草　　　　　　　　　　　　　　　　　　
當歸　　

　　　巴多介加差
　　　ハタケカサ
　　　疥倉

波多解賀查乃藥　波治兔波奴久味。於曾解之呈。身宇致加由賀里井泥。保路之布久連以貞。與通依太宇美豆
ハタケカサノ　　始　　　　　　　惡寒　　　身體拌　　　　　　參服　　　　　　　　　四肢膿
　　　　　　　　熱　　　　　　　　　　　　發　　　　　　　　　

岐。多太連非良岐豆。多依賀多久。伽佗依乃屠爾宇通俚豆止布倍之
　爛疼　　　　　　難忍　　　　　　片方感染傳　　　　　　　　

阿保通豆羅　布寸禰　與路比久差　都致多羅　夜萬世利
アホツツラ　　　　　　　　　　　　獨活　　　
助　　　　　附子　　白芷　　　　　　　　　　　胡
已　　　　　　　　　　　　　　　　　　　　　　　　　　　　　

波多介賀佐乃紀之俚久寸利
ハタケカサノキシリツクリ

雄阿差乃味　甫久智　夜萬波治加味　雄保之乃根　久太支豆奴乃爾通豆民豆波太依爾紀士里通久倍之
ヲアサノミ　ホクチ　ヤマハチカミ　ヲホシノネ　　　　　　　　　　　　　　　　　　　　　　　　
火麻實　　　硫黄　　山萋　　　　　大黄　　　　碎布　　　　　　　　　　　　　　　　　　　　　
　　　　　　　　　　　　　　　　　　　　　　　包肌　　　　　　　　　　　　　　　　　　　傳

文原樂 波多計身宇致爾非呂岐以豆流時太爾以太昧非良羅久母乃
　　　　疢身體廣發痛疢

非比乃美 久須夜邇 奈流波治加民 美豆加禰 夜萬之根 於保阿差乃昧 區太支萬治依豆奴爾豆通
　　　　　樟腦　　　　山椒　　　水銀　　　知母　　　火廠仁　　　砷　交　　布包

美。紀之里奈豆倍之
　　　　　撮

壽民伽差 又布久里加波
　　陰　　　　　　皮
　　癩　　　　　　癬

須美佳佐乃藥 寸民加差波。宇智萬太阿依布俱里乃彌母屠。反乃古根。牟豆加由久。波太依加武連古波里。
　　陰癩　　　　　　　　腋腤間陰壅根本　　　陰壅　　　肌觸強急

宇智介比 以差良依爾非呂介流毛乃 又久路氣都支 加由支者方
　　腨　　　　　　廣　　　　　　　　黑　　　　　　癢

度宇須 區壽耶爾 奈流波治加美 之乃根 爾太以之 士路毛乃 之保牟免 久太支阿波世貞水爾邇斗良
　　石　樟腦　　　山椒　　　　羊蹄　丹沙　　　　輕粉　　　鹽梅　　　碎合　　　　　　蕭溶

之豆久倍之
　　傳

那萬豆博太反
　　　歴瘍

奈滿豆牟太乃久寸俚 寸倍旦波太良解奈里。之路久又波久呂俱奈流毛乃
　　　歴瘍　　　　　　　總肌斑氣　　　　白　　黑

阿保度寸 支波太 保久致 大師乃禰 古萬久太支豆古米乃須爾萬治依屠萬太良乃宇依爾紀之里津久倍
　皂礬　　礜石　硫黃　　大黄　　　細碎　　　　　　醋交溶　　斑上　　　　　　　　　傳
之

始良甫世 白禿瘡

師避浦世乃久寸俚 稚兒

雄禰豆美乃久曾燒久太支豆加耶乃阿武良爾萬治依禰萬世都久流 頭瘡 白斑 燥 榧油交粘傅

雄差奈呉乃伽布倍。思良萬太良介豆加波久毛乃奈里 頭 鼠糞碎

半波久曾 以比暮 黑子 抔

半波久曾以比暮乃久寸藥 黑子 抔

又以比暮波。波太衣耳布久里於古俚豆以呂介奈之 肌發色氣

夜萬波比。以之波比 生木石灰

加之良婆寸波。加布倍比多比宇奈治爾以豆流 癰額項出

多久。多加久布久連。宇豆支宇美阿賀俚豆。斗里乃加比呉乃大差奈流毛乃奈里。加之良婆寸波 高服疼膿 雞卵 稚兒

伽多禰賀佐 佳志良婆寸 癰瘡瘍

半波久曾。以比暮。須倍豆加多智萬米乃呉斗久布久連貞久呂久。又俚加支毛安里。 總形豆如服 黑 赤

半波久曾。以比暮乃加之良差爾都久倍之 抔頭上傅

又加多禰波。古之。以差良依。寸禰爾以豆留。以豆連母。加 腰臀出 何硬

爾以豆 發

根奴支久寸俚乃方 加多禰加之良婆寸斗毛爾都久之 癰瘡 傅

夜萬波比。以之波比 水爾爾追女。禰萬世加多兌豆。 煮詰粘堅

半波久曾。以比暮乃加之良支爾都久倍之 抔頭 傅

萬良伽差　都民加佐　下疳瘡
陰莖瘡　陰門瘡

屠里母智耶爾　粘瘍　壽岐耶邇　杉脂　萬豆耶爾　松脂　惠比寸加良味　胡椒　久太支萬治依豆乃倍通久倍之　碎　交　傳

神稻藥　反乃故。都比屠母爾波治兔波伽由解豆阿波豆武保斗爾字民。乃智波宇豆岐多依賀多久。字美之留以豆流。以豆連毛太里貞久倍　爛　　　　　　雖忍
陰莖　陰門共落　痒程　膽　後疼　膽汁出　何

賀連。久差里非呂岐旦乎都倍之。都比波久差里。布久里加依里。字美之留以豆流。
陰莖腐　　　　　　　　　　　　　　陰門腐　　　　　膚反　　　　　　　　　　　膿汁出

加奴倍之。乃智波倭差依身字致爾非呂岐底。宇豆支寸流毛乃奈里。
後潰　　　身體周行　陰門疼

雄保年婆良禰　久智奈之　大之乃爾　久良羅奈萬比　阿保豆良　度久太美
薇　　　　　梔子　大黄　苦參　澤瀉　毒草

伽差乃加介久寸俚　宇豆支多流毛乃
疼爛

師路母乃　久寸耶邇　雄久萬乃伊爾太以之　美豆金　故萬久太支貞加差乃宇依爾加久倍之
輕粉　樟腦　熊膽　丹石　水銀　細　瘡上　身字智乃保禰寸治字津支波連　宇美之留奈賀
　　　　　　　　　　　　　　　　毒　升發　骨筋疼　腫　　　膿

加差乃暮世乃藥　萬良加差。都美加差屠母爾奈保差里貞。加差保魯世以泥。乃致波加字倍字泥須禰加多與里。宇津支波連。宇美之留奈賀
陰莖瘡　陰門瘡共閇　　　瘡疹發　　腕脛偏　　　　疼　腫

豆岐。又波身字智爾母。賀差保魯世以泥。乃致波加宇倍字泥須禰加多與里。
後頭

連。久差里寸流。又目之比。波奈久佐流
腐　　鼻　　　　鼻孔腐

登里伽之良　寸比波奈　禰布俚乃支　布太萬加美　阿加坐　久連波治加民
烏頭　金銀花　台歚木　杜衡　䕡茹　干姜

多萬俚荷差藥　波太返久差里寸流毛乃
〔肌癰〕

無婆良味　久良羅
薔薇實　耳波會
石膏　甘遂　護久太免　乃世里
苦参　　柴胡　雄保之
　　　　　　　　大黃

多満里加差乃加介久寸里
〔癰傳〕

非支燒　美豆加禰　故末久太支豆以比爾阿波世禰萬之豆加久倍之
蜷　　水銀　細粘　飯合粘傳

耶比婆倭差　支里支寸
金　金双鴒

三和藥　須倍底耶比婆支寸。智之保牟之俚以底耶萬坐流乎。之婆里止牟流乃方
綯刄　疵走　出血不止　　　　　　　　　　　　　　縛留

差奚燒　阿良燒　加良寸燒　牟呉路燒　伊之美加波
鮭　　鰛魚　　鵂鳥藥　　　阿加差　　杜板歸
　　　　　　　　　　　　　　　　　　　碎

支里紀壽異夜之藥　智婆之里耶味賀太支毛乃　久太支天水爾豆阿止布倍之
出血　　　　　雛瘡　　　　　　　　　　可奧

紀俚乃木　久路世乃波　故萬久太支豆壽久致爾非智流
枹　毛蟹　虛橋葉　細碎　疵口傳

大紀壽乃久寸俚　保禰紀寸。紀里佐解。智波之俚以底耶美加奴流毛乃
骨疵　　　切裂　雛止　血走出

都解屠里乃伽比晃　記支寸乃加比晃久太支豆　禰萬之流乎支壽久智爾曾々於岐之阿波世貞師婆里都介流
家雞卵卵　雄子卵碎　　　　　粘汁　疵口　　　濃押合　　　　　　　縛傳

美太俚加差　又阿之介加左
癰　　邪毒癰

民太俚加差藥　寸倍貞美宇智奴久味寸流古斗。屠之非差之久多那寸依。多那吳古路耶都連豆。萬由解雄智。
　　　　　　　總身體熱　　　　　　　　　　　　　　　年久　　　　　　　　　手々足　　　　掌痩　　眉毛落
都良保呂通支阿加美。身宇致寸比連。都萬須依多太連。久差里雄智。阿之久比雄智流毛乃方
　　　面瘀赤　　　　　身體瘴　　　　指尖爛　　　　　腐落　　　　　趾落
伽良波比　伊之波比　久太支阿波世豆。以比爾禰也世。萬久壽禰乃古爾萬呂免阿波世貞阿止布。水阿豆由
鱲灰　　　石灰　　　碎合　　　　　　飯粘　　　　　　葛粉丸合　　　　　　　　　　　　　水熱湯
平以牟倍之
可忌
美太俚乃藥　味奴久民萬由於豆流毛乃方
　　　　　　鼻熱　　眉落
波美三十酒爾非太之　爾斗良加之都免　禰萬世阿斗布倍之
反鼻　　　　　　　　煮溶詰　　　　　粘萬可奧

保屠差介加差

大民番久寸俚　波奈非世豆阿味波連。宇豆紀時奈良壽智波紀之。又身宇致波連。須禰多太里久差里之。又
　　　　　　　鼻塞赤腫　　　　　　　疼不時吐血　　　　　　　身體腫　　　膿爛腐
民豆古支。宇民故支久曾非俚寸流毛乃方
水利　　　膿利血尿瀉
屠保伽免燒　伊之加免燒　萬久太支豆酒爾豆阿止布倍之
鼈　　　　　秦龜　　　　度宇寸　細碎　　可奧
保差解賀差乃久寸俚
美豆加禰　久智奈之　之甫宇賣　之乃禰　宇俚禰　久太支豆萬呂免
水銀　　　梔子　　　鹽梅　　　羊蹄　　蒔樓根　　　　　丸
　　　　　　　　　　　　　　　　　　　碎

都萬波壽（瘇疽）

通萬久佐乃久美俚　由尾乃壽依久呂美波連豆　宇豆岐世奴毛乃方
　つまぐさのくすり　　ゆびのすゑくろばれて　　うつきせぬものゝ方
　　　　　　　　　　指尖黒䑋　　　　　　　　疼

保之加支乃美燒　水爾禰也世都久流
ほしがきのみやき　　ろにやせつくる
干柿實　　　　　　　　粘傅

都萬區差藥　久呂美豆波流留毛乃
つまぐさくすり　　くろみてはるゝもの
　　　　　　　　　黒瞳

美吳比乎紀里非良支豆由比爾萬斗比。萬支豆介豆之婆流倍之
みごひをきりひらきてゆびにまとひ。まきづけづのしばるべし
鯉　切開　　　　　　　　指　　纏傳　　　　　　纏縛

旨俚伽佐並志里度耶美（尻痒閉病）
　　　　　　　　　　　しりがさ

之里賀差波。久曾阿奈乃保斗里。冕俱俚爾阿奈豆支豆。宇美之流多留安里。又之俚度致波。阿奈久
しりがさは　　くそあなのほとり　　　めぐりにあなつきて　　　うみしるたるあり　　またしりどちは　あなく
尻疥　　　　　肛門邊　　　　　　　　　　　　　　　　廻穴　　　　膿汁流　垂　　　　　　尻閉　　　穴口

跡部藥
あとのくすり

智布久連。智婆之里。宇豆支寸流毛乃
ちぶくれ　　　ちばしり　　　うづきするもの
腹膨　　　　　血射　　　　疼痛

師裏登致乃藥　久曾阿奈布久里表古俚以多味豆。之多利之流以豆流毛乃
しりとちのくすり　　くそあなふくりおもこりいたみつ　　したりしるいつるもの
肛門腫　　　　　　　登痛　　　　　　　　　　　　　　湿汁出者

紀波太乃美　曾奈連萬豆　阿萬木
きはたのみ　　そなれまづ　　あまき
木綿實　　　　杉當歸　　　　甘草

波治由寸　久須耶爾　久萬乃伊　度宇須　伽乃阿武良爾萬治依禰也世豆加計豆久倍之
はぢゆす　くすやに　くまのい　どうす　かのあぶらにまじえにやせづかけづくべし
黄檗　桂膠　　　熊膽　　　礬石　　鹿之油　　　　　粘傳

阿耶之伽佐（無名愚瘡）
あやしがさ

寄金久須利（よりかねくすり）　須倍豆阿也之乃美味禰多太里（すべてあやしのみあぢたぐたり）　総（すべて）　旨他里寸流伽差歳非差支以依差流毛乃奈里（うまたりずするかさとしひさきいいさるものなり）

非佐岐（ひさき）　俱乃木（くのき）　無名悪腫（むみようあくしゆ）　歴（れき）
　樒（しきみ）　耳根爛（じこんただれ）　癬（せん）　疥（かい）　久不愈（ひさしくいえず）

夜萬以奴乃倭差（やまいぬのわさ）　祠（ほこら）

耶末以奴（やまいぬ）　雄保加美乃久良比和坐寸流（をほかみのくらひわしますする）
　獼（み）　加牟波（かむは）　寸以須比（すいすひ）　阿介比（あけひ）
　金銀花　木通　憲苡

保久寸　耶甫斗甫　非差呉　久太支底阿止布倍之
　礦黄　瓠　砕　可止　奥

阿之解牟師（あしとくむし）　波兔久良比（はとくらひ）　又牟加底（またむかて）　波智乃差寸母乃（はちのさすもの）
毒虫　蝮咬　腫痒　蜈蚣　蜂螫

波美區良飛和差（はみくらひわさ）　身宇智波連。奴久民於曾解之底安耶布岐母乃
　身體腫　熱　悪寒氣　危

非差木　阿豆佐　兔久差（あくさ）
　楸　知萬之乃母　石膏　薄荷　丹沙　傷梅皮

耶末以奴。　身宇智波連。　屠宇須　爾多寸奈　也萬母々加波

苦治支（にがちき）　宇智味　寸治解
　折傷　打撲　腫疼　譽石　折骨

稲玉久寸俚（いなたまくすり）　久治支（くじき）　寸治支（すちき）。　打撲民宇豆支波連表古里
　玉（たま）　折傷　　寸治支。打撲疼　腫毀　保禰非之解。折骨

智阿連（ちあれ）　與里智斗奈里布流智乃暮世寸留毛乃　袁連耶布里他加支與里表曾多保連
血荒　寄血　古血逆上　折破高落仆

萬都耶爾 加武斗根 禰布里乃木
松脂　　鳥頭　　　　合歡木

宇智以多免乃非多之久寸俚
打傷　　　浸

度宇壽　多寸乃紀　奈流波知加民　迩加波
攀石　　接骨木　　山椒　　　　　膠

久治支乃波俚通介藥
骨折　　　　　貼傳

伊奴加良味　奈流波知加民　之乃根　也萬母蒙
蔓椒　　　　山椒　　　　　羊蹄　　楊梅

阿波世禰萬之乃豆乃倍通久倍之
合粘

高津根久寸藥　寸倍豆保禰宇豆支乃由依奈久　爾和加爾宇豆支波連坐流母乃方
總　　　　　　　骨疼　　　　　　　故　　　卒疼不腫

伽武止根　支良以之　以之安耶女　波古也奈岐
鳥頭　　　雲母石　　菖蒲　　　　白楊

登解奴支屠俚藥　多介　久比世通木　禰乃古里　波連宇豆支寸流乃方
木　　　　　　　竹　　串　　　　　根殘　　　腫疼

非屠乃豆萬久連燒古萬久太支豆　加多酒爾阿止布倍之
人爪　　　　　　　　　　　　　斑　又支壽久致爾奴里通久流與志

乃牟度豆萬良世和坐
骨　　　　　　　硬　　禰

須倍豆古乃美　加波母乃　木多介久連　阿耶萬致豆能牟度爾　都萬久連伽加俚天　以泥加奴留母乃
總果　　　　皮物　　　竹　　　　　過咽　　　　　　　　繋　　　　　　　　難出

久連多圭乃加波燒 呉竹皮

古萬久太岐豆。 細砕

水爾檷萬世乃咊豆。 粘香

毛乃乎加咊波支寸 喞吐

神遺方卷之下 大尾

大正十四年十二月　　日印刷
大正十四年十二月　　日發行

定價金四圓

版權所有

編輯兼發行者　東京府淀橋町角筈三〇三番地
宇津木義郎
千葉縣山武郡南鄉村出身

印刷者　東京市小石川區小日向臺町三丁目四三番地
大鳥齋鈴

印刷所　東京市小石川區小日向臺町三丁目四三番地
八洲社

發行所　東京府淀橋町角筈三〇三番地
神遺方刊行會

解　題

本復刻書『神遺方』は古神聖の遺法であり、『医心方』の撰述で著名な丹波康頼によって撰述されたものである。

神道においては高御産霊神(たかみむすびのかみ)、神産霊神(かみむすびのかみ)が天地の間の一切の産霊、吉凶禍福を司るとされ、人が喪がなく、恙なくあるのもすべてこの神のお蔭であり、つまりは病などの治癒如何もこの神々の恩頼(みたまのふゆ)を被るか被らないかによるものとされてきた。心身一如であり、神に道に従うことによって自ずから健康となり、長寿も得られることも事実ではあるが、同時にまた異国の薬などが伝わる以前から存在する、神々が授けられた惟神の道に基づく独自の医法を併用することで、病が一層速やかに治癒すると考えられた。

日本独自の医法は皇産霊神が始められたものを、大己貴神(おおなむちのかみ)、少彦名神(すくなひこなのかみ)が選び定められたものとされ、どれも奇霊な応験を伴うものとされた。『古事記』には大己貴神が白兎が皮をはがれ赤裸となって苦しんでいるのを助け、またその大己貴神が焼けた石によってその身体が焼けただれて死んでしまったのを、神産霊神が𧏛貝姫(きさがいひめ)と蛤貝姫(うむがいひめ)を遣わして復活させたことが記されている。また『日本書紀』の一書には、大己貴神と少彦名神が力を合わせて天下を経営し、さらには病を治める法や禁厭の法を定めたことが記されている。

丹波康頼は、平安時代の医師で丹波の人、医術に秀でており、それが認められて丹波宿禰の姓を下賜された。勅を受け、隋・唐の医書を選択引用して、各種の医薬とか医法を述べた『医心方』全三〇巻をまとめ、天皇に献上した。この書は現存する日本最古の医書であり、今日すでに中国で失われた医書も含まれた貴重な文献とされる。それに対し、『神遺方』はもともとは大己貴神伝あるいは少彦名神伝などとして諸国の神社や旧家などに伝わっていたものや武内宿禰が定めたものを撰述したものであるが、これまた、すでに現在では各地の神社や旧家においても失われたような各種の法が記された貴重書である。

かの明治の世において肉身を以て幽真界に出入したとされる宮地水位大人なども『神遺方』は精読されておられ、玄法を記した書『禁厭祕辞』にもその一部を引用して、禁厭と医法が元来は同一であったとの説を展開なされている。ちなみに各種の古伝の祕辞などを授けられても、その意味を理解し難いことが往々にしてあるが、この書に親しまれることで、祕辞の分明でなかった箇所に一閃の光明を見いだされる方もあろうかと思う。ともあれ、日本人であるならば、また特に古神道に興味を抱かれる人であるならば、西洋医学にだけ目を向けず、本復刻書を機縁として、日本古来の医法にも目を向けてみられることも必要ではなかろうか。

　　　　　　　　　大宮司朗

神遺方

平成十四年五月二十日　復刻版　初刷発行
平成二十四年十月九日　復刻版第二刷発行

編　者　宇津木義郎

発行所　八幡書店
　　　　東京都港区白金台三―十八―一
　　　　八百吉ビル四階
電話　〇三（三四四二）八一二九
振替　〇〇一八〇―一―四七二七六三

定価　二八〇〇円＋税

※本書のコピー、スキャン、デジタル化等の無断複製は、たとえ個人や家庭内の利用でも著作権法上認められておりません。

ISBN978-4-89350-579-8　C0014　¥2800E